¿QUÉ COMERÍA JESÚS?

EL MEJOR PROGRAMA
PARA COMER BIEN, SENTIRSE BIEN
Y VIVIR MÁS

DON COLBERT
DOCTOR EN MEDICINA

BETANIA

Un Sello de Editorial Caribe

La intención de este libro no es dar consejo médico ni tomar el lugar del consejo médico o el tratamiento de su médico personal. Se aconseja a los lectores consultar con sus propios médicos o con otros profesionales calificados de la salud con relación al tratamiento de sus problemas médicos. Ni el editor ni el autor toman ninguna responsabilidad por ninguna consecuencia posible de cualquier tratamiento, acción o aplicación de medicina, suplemento, hierba o preparación de cualquier persona que lea o siga la información de este libro. Si los lectores están tomando prescripciones médicas, deberán consultar con sus propios médicos y no suspender medicinas para empezar con suplementos sin la adecuada supervisión de un profesional de la salud.

Editorial Caribe/Betania y el Dr. Don Colbert agradecen a Ken y Debbie Gass, cuyo ánimo y entusiasmo han jugado un papel decisivo en llevar este libro desde el inicio hasta el final. Ustedes y su familia han llevado el estilo de vida de este libro y son un testimonio de su éxito.

Betania es un sello de Editorial Caribe, Inc.
© 2003 Editorial Caribe, Inc.
Una división de Thomas Nelson, Inc.
Nashville, TN—Miami, FL, EE.UU.
www.caribebetania.com

Título en inglés: *What Would Jesus Eat*
© 2002 por Don Colbert

Publicado por Thomas Nelson Publishers

A menos que se señale lo contrario, todas las citas bíblicas
son tomadas de la Versión Reina-Valera 1960
© 1960 Sociedades Bíblicas Unidas en América Latina.
Usadas con permiso.

Diseño y desarrollo tipográfico:
A&W Publishing Electronic Services, Inc.

Traductor: Ricardo Acosta

ISBN: 0-88113-726-X

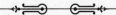

Este libro está dedicado a mi padre, Don Colbert padre,
por el amor y la disciplina que me proporcionó.
Él también jugó un papel decisivo en guiarme
hacia una relación personal con Jesús.

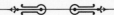

CONTENIDO

INTRODUCCIÓN

¿QUÉ COMERÍA JESÚS?

¿QUÉ HARÍA JESÚS?

Esta pregunta se ha hecho millones de veces en los últimos años. Leemos el asunto o vemos el acróstico (QHJ) en todo, desde calcomanías de parachoques hasta pulseras.

La mayoría de los cristianos que conozco quieren comprender de veras lo que Jesús haría, y desean seguir su ejemplo en cualquier situación dada.

En realidad queremos amar y honrar a nuestro Padre celestial como lo hizo Jesús.

Deseamos obedecer los diez mandamientos como Él lo hizo.

Anhelamos amar a los demás como lo hizo Jesús, y ayudarles en maneras tanto milagrosas como rutinarias.

Queremos seguir las enseñanzas de Jesús cuando se trata del uso de nuestro tiempo, nuestros talentos y nuestros recursos económicos.

Sin embargo, ¿queremos comer como lo hacía Jesús?

¿Por qué no hacerlo? Intentamos seguir a Jesús en los demás aspectos de nuestras vidas. ¿Por qué no en nuestros hábitos alimentarios?

A Jesús le importaba la salud de las personas. En realidad sus muchas sanidades milagrosas son testimonio de esto. Él deseaba la restauración total en la gente, lo que incluye restauración total en cuerpo, mente y espíritu.

No obstante, ¿enseñó de veras Jesús algo acerca de nutrición o de cómo debemos comer?

Mi opinión es que Jesús sí lo hizo… no necesariamente por lo que dijo sino por lo que hizo. En toda la Biblia hay centenares de ejemplos de prácticas relacionadas con la sana alimentación. Jesús las personificó por completo en su estilo de vida.

Aun lectores casuales de la Biblia conocen muchas historias que se refieren a alimentos como parte de ellas, o como su enfoque principal. Jesús enseñó principios espirituales claves mediante el uso de muchas analogías con alimentos. Participó también en festividades bíblicas y comidas de celebración. En la última cena instituyó un ritual que involucraba alimentos como el memorial más sagrado de su muerte.

Los hechos médicos y científicos lo confirman. Si comemos como lo hizo Jesús, seremos más sanos. Él es nuestro modelo de conducta en buenos hábitos alimentarios, ejercicio y vida sana y equilibrada.

«Sin embargo —usted podría decir—, los tiempos han cambiado desde que Jesús caminó en la tierra hace dos mil años. La tecnología ha avanzado. Hoy día tenemos muchos alimentos nuevos que Jesús no conoció. Nuestros patrones alimentarios son muy distintos.»

Sí… y no. Los tiempos han cambiado y nuestros patrones de alimentación son distintos, ¡pero esto no necesariamente es algo bueno!

¿Qué piensa usted cuando reflexiona en la dieta estadounidense? Por lo general ingerimos tres comidas abundantes al día. La mayoría de personas en otras naciones comen solo dos veces diarias.

¿Qué piensa usted cuando medita en la comida sureña? Casi todo es frito. Pollo frito, jamón frito, papas fritas, cebollas y otros vegetales fritos. Añada a esto bizcochos ricos en grasa cubiertos con mantequilla, y papas bañadas en salsa de leche con jugo de carne.

¿Qué le viene a usted a la mente cuando piensa en una buena comida? Por lo general en nuestras mentes una buena comida incluye postre. Muchos estadounidenses no consideran que una comida sea adecuada o completa sin algo dulce al final.

Cuando usted considera la dieta estadounidense, esa no es la manera en que Jesús comía.

Por el contrario, el modo en que comemos nos ha metido en el carril rápido del deterioro de la salud.

En 1901 se clasificó a EE.UU. como la nación más saludable del mundo, entre cien países estudiados. En 1920 habíamos caído al segundo lugar. En 1950 estábamos en tercer puesto. Ya en 1970 ocupábamos el lugar cuarenta y uno. ¡Y en 1981 habíamos caído hasta el puesto noventa y cinco![1]

¿Cómo pasa un país en solo once años del puesto cuarenta y uno al noventa y cinco en el campo de la buena salud? ¿Y del primero al noventa y cinco en solo un siglo? La respuesta se puede resumir en dos palabras: *comida rápida*.

El estadounidense típico consume ahora tres hamburguesas y cuatro porciones de papas fritas cada semana.[2]

En 1970 los habitantes de este país gastaban aproximadamente seis mil millones de dólares en comida rápida. En el 2000 gastamos más de ciento diez mil millones de dólares. Gastamos más dinero en comida rápida que en computadoras personales, programas de computadoras, autos nuevos, y mejor educación, sumado todo. También gastamos más en comida rápida que en la totalidad de revistas, libros, películas, periódicos, videos y música grabada.[3]

La comida rápida se ha vuelto dramáticamente popular por una razón muy simple: nuestro veloz ritmo de vida casi lo exige. Las personas sienten que están muy ocupadas para preparar alimentos tradicionales, y ven las comidas rápidas como alternativas para ahorrar tiempo. Además, la preparación de alimentos tradicionales muchas veces cuesta más por ración que la compra de una porción en un restaurante de comida rápida. Esto se debe a que la mayoría de nosotros no preparamos comida hecha en casa, y por tanto desperdiciamos muchos de los alimentos que llevamos del mercado a la casa.

En nuestra cultura nos bombardean continuamente los anuncios publicitarios, y a menudo alimentan nuestros deseos de comida rápida. A los niños se les ofrecen incentivos en forma de juguetes que se dan con una comida, y áreas de juegos en el exterior del restaurante. Además, un restaurante de comida rápida casi nunca está a más de dos o tres kilómetros de distancia. El resultado final es que se sacrifica la buena nutrición ante la conveniencia, el precio y el fácil acceso.

La comida rápida está diseñada para apelar a nuestros sentidos: vista, olfato, gusto y tacto o textura. Una de las principales maneras de agregar sabor y consistencia a la comida es añadir grasa. Un modo clave de agregar sabor a los alimentos es añadir azúcar. Los alimentos que tienen glaseado o brillo (desde rosquillas hasta pasteles cubiertos) son productos a los que se les ha añadido una capa de grasa. Además de casi no tener valor nutritivo alguno, las comidas rápidas tienden a ser ricas en sal y bajas en fibra.

La manera en que Jesús comía no era una dieta rica en sal, baja en fibra, muy alta en grasa y azúcar, y prácticamente nula en nutrientes.

EL VALOR DE UNA DIETA PRIMITIVA

¿Tendríamos de veras más salud si consumiéramos una dieta más primitiva… como la que Jesús comía?

La ciencia médica dice que sí.

Hace casi setenta años el Dr. Weston A. Price dio a conocer un estudio que aun es válido y todavía asombra. El Dr. Price, quien es dentista, estudió pueblos primitivos que se hallaban aislados de la civilización occidental, entre los cuales había pueblos de Suiza y Escocia que vivían en aldeas y poblaciones que estaban separados de la sociedad dominante en sus naciones. Algunas de las culturas que estudió consumían dietas que incluían pescado, mariscos y animales salvajes; las dietas de otras culturas incluían carnes y productos lácteos de animales domésticos. Ciertas culturas tenían dietas en que incluían frutas, granos, legumbres y hortalizas; otros grupos primitivos casi no consumían alimentos vegetales. Algunas culturas primitivas comían alimentos crudos; otras los consumían cocidos en su mayoría.

Sin embargo, todas las culturas tenían dietas con ciertas características comunes: no usaban alimentos refinados ni desvitalizados como azúcar blanca o harina refinada; no utilizaban leche pasteurizada u homogeneizada; no consumían alimentos enlatados; y no usaban aceites vegetales hidrogenados o refinados. En todas las dietas se incluían productos cárnicos, y en todas había sal. Estos grupos aislados preservaban sus alimentos usando sal, fermentación y métodos de secado, procesos que mantenían un elevado valor nutritivo en los alimentos.

En conjunto, el Dr. Price investigó cerca de diecisiete culturas; entre ellas, esquimales de Alaska, tribus africanas, aborígenes australianos, indígenas americanos tradicionales, pueblos de las islas del Mar del Sur, pueblos que vivían en remotas aldeas suizas, y pueblos que vivían en islas lejanas de la costa de Escocia.

El Dr. Price analizó las dietas de estos grupos aislados de personas, y luego las comparó con la dieta estadounidense de su época. Recuerde que llevó a cabo su investigación en las décadas de los treinta y los cuarenta, cuando el valor nutritivo de la dieta estadounidense era en realidad mucho más alto que el de hoy día.

He aquí lo que descubrió el Dr. Price:

- Todas las denominadas dietas primitivas contenían al menos cuatro veces la cantidad de minerales y vitaminas solubles en agua que la dieta estadounidense.

- Todas las dietas contenían al menos diez veces la cantidad de vitaminas solubles en grasa de la dieta estadounidense.

- La gente de estas culturas aisladas prácticamente no sufrían de caries, y tenían gran resistencia a las enfermedades.

En algunos casos el Dr. Price tuvo la oportunidad de estudiar a quienes hacía poco se les había introducido alimentos procesados y occidentalizados. Descubrió que la cantidad de caries aumentaba rápidamente cuando la civilización occidental entraba en regiones remotas, y la dieta comenzaba a incluir alimentos procesados y azucarados. No solo eran más frecuentes las caries, sino que la enfermedad en general se incrementaba. Los hijos de padres que habían consumido alimentos procesados presentaban un número mayor de deformidades faciales y maxilares. Empezó a ocurrir un mayor porcentaje de anormalidades de nacimiento, y se registró un incremento de enfermedades agudas y crónicas. Mientras más refinados los alimentos, más disminuía la salud de las personas.

El Dr. Price concluyó que las caries se debían principalmente a deficiencias de alimentación, y que las mismas condiciones que provocaban las caries también provocaban la enfermedad en general. Él se convirtió en un firme promotor de que los estadounidenses cambiaran sus hábitos alimentarios al

- preferir alimentos integrales y ricos en nutrientes.

- evitar alimentos que se hayan refinado o procesado.

- preferir alimentos en su estado natural y fresco.

¡Estos son los mismos hábitos alimentarios que fueron la base de la dieta de Jesús!

El plan dietético que presenta este libro es un enfoque a alimentos que resaltan lo siguiente:

1. Productos integrales

2. Productos frescos

3. Agua pura y alimentos sin pesticidas, funguicidas o cualquier tipo de aditivos

4. Alimentos que no se hayan bañado de azúcar ni se les haya puesto grasa, sal, aditivos o preservativos químicos.

Este libro presenta «la manera de comer de Jesús».

Si usted quiere seguir de veras a Jesús en todos los aspectos de su vida, no puede hacer caso omiso de sus hábitos alimentarios.

Este es un asunto que puede seguir diariamente, y cosechar grandes recompensas al hacerlo. Seguir a Jesús en su dieta exige un compromiso de cambio, un compromiso de llegar a ser todo aquello para lo cual lo creó Dios, y un compromiso de rendir sus deseos ante la instrucción divina. El Señor a su vez honrará su compromiso sincero, dándole más energía, mejor salud y mayor sensación de bienestar.

¿Está usted dispuesto a comprometerse a seguir el ejemplo de Jesús, y a comer del modo en que Él lo hizo? Si es así, entonces dé vuelta a la página y comencemos.

CAPÍTULO UNO

CUESTIONE SERIAMENTE
LO QUE COME

QUIZÁS EL PASO MÁS IMPORTANTE PARA APRENDER a seguir el ejemplo de Jesús, y comer como Él lo hacía, se puede resumir en dos preguntas importantes.

Hágase estas dos preguntas claves acerca de todo lo que come hoy día:

1. ¿Por qué como esto?

2. ¿Comería esto Jesús?

Si usted se hace y contesta sinceramente estas dos preguntas con cada bocado de comida que consume, se verá obligado a confrontar dos verdades esenciales acerca del modo en que está viviendo:

Verdad # 1: La mayor parte de lo que comemos surge de preferencias alimentarias en su mayoría sin base, imprudentes e inconscientes.

Verdad # 2: La mayor parte de lo que comemos en un día específico quizás no sea lo que Jesús habría comido de haberse hallado en nuestra situación.

Lo desafío a dar una seria mirada a lo que come y por qué lo hace.

ORIGEN DE NUESTRAS PREFERENCIAS ALIMENTARIAS

Nuestros propios recuerdos tienden a obrar contra nosotros cuando intentamos tomar sabias decisiones de alimentación.

Las preferencias de comida de una persona se forman en realidad durante los primeros cuatro o cinco años de su vida. Dicho de otro modo, lo que mamá y papá nos dieron cuando éramos niños es probablemente lo que preferiremos el resto de nuestras vidas. Con frecuencia nos gusta que nuestra comida tenga el color, la consistencia, el aroma y el sabor que conocimos cuando niños. De modo subconsciente podríamos asociar estos alimentos con días divertidos y sin problemas, en los cuales nos sentíamos seguros y teníamos pocas preocupaciones.

Los adultos recuerdan el aroma o sabor de pasteles, helados, barras de chocolate, pizzas, hamburguesas, perros calientes y otros alimentos que de niños los nutrieron de manera rutinaria. Se pueden sentir irresistiblemente atraídos por tales comidas cuando su aroma está en el aire. ¡Sólo vea los alimentos que se ofrecen en ferias públicas y campestres, y las personas que hacen largas filas para comprarlos!

Comemos principalmente por hábito; y muchos de nuestros hábitos relacionados con la alimentación son malos.

Tenemos el mal hábito de comer alimentos muy procesados

Por lo general llamamos «comidas rápidas» a estos alimentos. Pero en realidad casi todas las comidas de rápida preparación son alimentos sumamente procesados.

En Estados Unidos se presentan casi diez mil nuevos alimentos procesados por año. Nueve de cada diez de estos productos alimenticios fracasan, no por ser nutritivamente inferiores sino porque no tienen buenas técnicas de mercado.[1] En otras palabras,

¡quizás comeríamos alimentos aun más refinados si tuviéramos la oportunidad de probarlos!

Como médico tengo la firme convicción que la dieta estadounidense de comidas rápidas, además de su dependencia en alimentos procesados, es la razón principal de la epidemia generalizada y las enfermedades graves que vemos hoy día en nuestra sociedad. En estas condiciones adversas de salud se incluye esta lista de las «quince principales»: obesidad, enfermedades del corazón, cáncer, diabetes, hipertensión, colesterol alto, problemas de escasa atención, reflujo gastroesofagal, inflamación de vesícula, diverticulosis, diverticulitis, artritis, síndrome de fatiga crónica, fibromialgia y drogadicción. Casi todas las demás enfermedades degenerativas se pueden incluir en esta lista. Es difícil encontrar una familia que no se haya visto afectada de uno o más de estos males. También es difícil encontrar una familia que no consuma grandes cantidades de comidas rápidas o un gran porcentaje de alimentos procesados. Como médico, no veo que esto sea una coincidencia.

¿Está usted consciente de que los tres alimentos de mayor consumo en Estados Unidos son pan blanco, café y perros calientes?[2] Los estadounidenses muy bien podrían ser las personas más sobrealimentadas del planeta y sin embargo más desnutridas. Tanto niños como adultos en nuestra nación incluyen en sus dietas grandes cantidades de alimentos totalmente faltos de calorías, los cuales tienen volumen pero en realidad no poseen ningún valor nutritivo para el cuerpo humano. Estos alimentos comprenden desde papas fritas hasta gaseosas, desde pan blanco hasta papas a la francesa, desde galletas saladas hasta galletas dulces, desde cereales ricos en azúcar hasta margarina… para enumerar solamente algunos de los culpables alimentos faltos de calorías.

Por tanto, ¿qué hay de malo con la comida rápida o los alimentos procesados? Su consumo lleva a una dieta excesiva en azúcar y sal, excesiva en las clases perjudiciales de grasa, y excesiva en aditivos. Cuando estos alimentos se combinan con un porcentaje poco saludable de carnes y productos lácteos (también comunes en la dieta estadounidense), usted tiene un problema a la vista.

En el mundo médico vemos este problema no solamente en los informes de laboratorio y patológicos que leemos, sino también a diario en nuestras clínicas y consultorios privados. Vemos una creciente cantidad de estadounidenses adultos que tienen un alto exceso de peso, o son morbosamente obesos. En realidad, la mitad de nuestra población se encuentra ahora en estas dos categorías. También vemos una cantidad alarmante de niños que tienen exceso de peso o que son obesos (casi uno de cada cuatro), y un creciente número de niños y adultos que han desarrollado diabetes del tipo II, que está directamente relacionada con preferencias de alimentación.

¿Se ha dado usted cuenta que tanto las compañías aéreas como los estadios deportivos se han dedicado a proyectos de renovación para instalar asientos más grandes, sólo porque un creciente porcentaje del público tiene exceso de peso?

Las estadísticas nos dicen que aproximadamente la mitad de los estadounidenses vivos hoy día morirán de enfermedades del corazón, y casi la tercera parte desarrollaremos cáncer en algún momento de nuestras vidas.

Estamos exportando nuestro problema. Las cadenas estadounidenses de comida rápida han surgido en todo el planeta. A mayor cantidad de estas cadenas y sus puntos de venta en otras naciones, mayor el porcentaje de obesidad en sus poblaciones. Desde 1984 hasta 1993 casi se duplicó la cantidad de restaurantes de comida rápida en Gran Bretaña, y lo mismo pasó con la incidencia de obesidad.[3] El número de adolescentes con exceso de peso en China casi se triplicó en la década anterior. En la misma década se introdujeron alimentos occidentales, los que se consumieron en grandes cantidades. Los jóvenes del Japón, e incluso muchos adultos, parecen estar abandonando la dieta tradicional japonesa de vegetales, productos de soya, pescado y arroz integral, por una dieta más occidental. Como resultado, la tasa de obesidad entre los niños japoneses se ha duplicado.[4]

El peligro de la falta de calorías no es solamente que estos alimentos no nutren en nada al cuerpo, sino que le roban nutrientes esenciales que se podrían almacenar en él.

Muchas veces las ansias por comer son señal de una deficiencia de nutrientes. Por ejemplo, los azúcares simples y muchos alimentos procesados tienen bajo contenido de vitamina B. Todos los carbohidratos de granos integrales tienen intrínsecamente grandes cantidades de vitamina B. Cuando consumimos alimentos procesados a los cuales se les ha quitado la vitamina B como parte del procesamiento, y cuando consumimos grandes cantidades de azúcar, generalmente nos encontramos sin las adecuadas vitaminas del complejo B. Puesto que necesitamos estas vitaminas, si no las obtenemos en cantidades adecuadas por medio de suplementos, tendemos a ansiar aun más carbohidratos con la esperanza de que suplirán los nutrientes necesarios.

Tenemos el mal hábito de consumir demasiado azúcar y otros edulcorantes

El estadounidense promedio consumió aproximadamente setenta kilos de azúcar el año pasado. La cantidad de sacarosa, o azúcar blanca de mesa, en realidad está disminuyendo, pero se está incrementando con rapidez el consumo de otros edulcorantes, como el almíbar de granos, rico en fructosa. Además de este almíbar, que está presente en muchas bebidas gaseosas, los ingredientes que a menudo se ven en las etiquetas de alimentos procesados y dulces son en realidad azúcares: fructosa, glucosa, dextrosa, almíbar, sacarosa, malta de cebada, azúcar de remolacha, almíbar de arroz, y miel. Los azúcares de alcoholes, que tienen sabor dulce pero no se metabolizan fácilmente como el azúcar, incluyen sorbitol, manitol y xilitol. Muchas veces estos azúcares están asociados con gases, abdomen inflado y diarrea.

Los edulcorantes, entre ellos los químicos conocidos como NutraSweet, sacarina y Splenda, son productos agregados, y más particularmente los etiquetados «sin azúcar».

El NutraSweet, o aspartame, es por mucho el edulcorante artificial más popular en EE.UU. Es en volumen casi doscientas veces más dulce que el azúcar de mesa. NutraSweet contiene dos aminoácidos: fenilalanina y ácido aspártico, como también metanol. Estos elementos producen sustancias en el cuerpo que son idénticas en comparación al alcohol de madera y al formaldehído (sí, el fluido para embalsamar). El NutraSweet ha estado relacionado con dolores de cabeza, mareos, cambios conductuales, problemas de sueño, problemas visuales, cambio en estados de ánimo, insomnio, zumbido en los oídos, confusión, anormalidades cerebrales y anomalías de parto. No se recomienda a mujeres embarazadas o que están dando de lactar, o a bebés menores de seis meses.[5]

La sacarina es otro edulcorante artificial fácil de conseguir desde hace más de cien años. Es de trescientas a setecientas veces más dulce que la sacarosa. Generalmente deja un saborcillo amargo en la boca. Grandes dosis de sacarina se han vinculado con cáncer de vesícula en animales experimentales.

El edulcorante artificial más nuevo que se distribuye ampliamente es Splenda, o sucralosa. Esta se produce al clorar la sacarosa. No hay investigaciones humanas de largo plazo con Splenda; según la Carta Médica en Medicamentos y Terapéuticos, «se desconoce su seguridad de largo plazo». La sucralosa aún no está aprobada en la mayoría de países europeos, donde todavía se encuentra bajo análisis, pero se distribuye ampliamente en EE.UU. Investigaciones en ratas, ratones y conejos de laboratorio han mostrado que la sucralosa podría ocasionar numerosos problemas: hasta cuarenta por ciento de encogimiento de la glándula timo, engrandecimiento de hígado y riñones, atrofia de folículos linfáticos en el bazo y el timo, aumento de peso cecal, reducción de la tasa de crecimiento, disminución de los glóbulos rojos, hiperplasia pélvica, extensión del período de embarazo, aborto, disminución del peso del feto y de la placenta, y diarrea.[6]

Se ha demostrado que prácticamente todos estos edulcorantes químicos, en especial el NutraSweet, producen tendencias adictivas. Se han publicado muchos estudios anecdóticos en los cuales se informa que mientras más bebidas de dieta consuma una persona, más le apetecen. Una ironía asociada con estos edulcorantes es que tienden a estar relacionados con aumentos en el consumo de azúcar. Se ha demostrado especialmente que NutraSweet incrementa las ansias de azúcar.

Consumimos demasiados aditivos en nuestras comidas

Una afirmación común sobre los alimentos procesados es que el producto ha sido enriquecido al agregarle vitaminas y minerales. Casi nunca tales vitaminas y minerales están en una forma que el cuerpo humano los pueda utilizar con facilidad.

¿Qué se agrega en realidad a los alimentos procesados? Se agregan azúcares y otros edulcorantes para mejorar el sabor y, en algunos casos, crear adicción por el producto. Los edulcorantes están entre los aditivos más comunes en alimentos y se consumen en gran escala. Gran cantidad de ellos se usan en pasteles, tortas, sodas y cereales procesados.

Los aromatizantes se agregan para mejorar el sabor, o incluso en unos casos para crear sabor. Por ejemplo, ¡la mayoría de productos identificados como «de fresa», en realidad no tienen fresas en absoluto! Hoy día se consiguen en el mercado más de dos mil aromatizantes distintos… más de mil quinientos son sintéticos, y más o menos quinientos son naturales.

Los agentes colorantes se agregan para crear mayor apariencia visual.

En muchos casos se agregan sal y grasas hidrogenadas para mejorar la consistencia y el sabor. Esto ocurre especialmente en productos etiquetados como «con menos azúcar» o «sin azúcar». En la gran mayoría de los casos, los alimentos procesados con estas etiquetas no son en absoluto más bajos en calorías; sencillamente el azúcar se ha reemplazado con cantidades mayores de grasa.

Los conservantes se agregan para extender el tiempo de conservación.

En realidad, como rutina se añaden a nuestros alimentos más de tres mil aditivos distintos.

Permítame asegurarle que Jesús no comió alimentos procesados, demasiada azúcar ni aditivos. Lo que consumía era una dieta basada en principios bíblicos que estuvieran enfocados en la salud y la restauración del cuerpo físico. Estoy cien por ciento convencido que si Dios publicara hoy día las leyes dietéticas de la Biblia, habría un «no» adherido a los alimentos procesados ricos en azúcar, grasas hidrogenadas, sal o aditivos.

UN PLAN DE ALIMENTACIÓN BASADO EN LA LEY LEVÍTICA

Los alimentos que Jesús comía se basaban en la ley levítica, ley dada por Dios a los israelitas por intermedio de Moisés. Estos alimentos que Jesús consumía según la ley, le ofrecían las materias primas necesarias para producir mente y cuerpo sanos. Él vivió y caminó en salud divina. La buena nueva para nosotros es esta: ¡los secretos de la dieta antigua asociada con la manera de vivir de Jesús pueden hoy día darnos una mejor salud!

«Sin embargo —usted podría estar diciendo—, no vivo bajo la ley. ¡Vivo bajo la gracia!» Paso a responderle de este modo: Dios le está dando hoy día la gracia para aprender de su ley y para vivir según ella. La ley que Jesús cumplió por completo en su propia vida y muerte tuvo que ver con nuestra expiación espiritual. Ya no necesitamos sacrificar animales ni derramar sangre para experimentar el perdón de nuestros pecados. En la cruz Jesús se convirtió en el sacrificio por nuestros pecados. Cuando aceptamos su sacrificio quedamos libres de la esclavitud del pecado en nuestras vidas, y tenemos el poder de Dios para entrar en una nueva relación con Él y llevar una nueva vida.

Sin embargo, aceptar a Jesús como nuestro Salvador y Señor no «nos libera» de guardar los diez mandamientos. Al contrario, ¡se nos da el poder para que queramos guardarlos y para conseguirlo de veras! Lo mismo se aplica a las demás leyes del Antiguo Testamento, que no están directamente relacionadas con nuestra salvación espiritual. Aceptar a Jesús nos da poder para desear guardar esas leyes y para poder guardarlas. El apóstol Pablo clarificó en sus epístolas que no somos liberados de la ley para seguir pecando; Cristo nos libera de la ley para alejarnos del pecado.

Con frecuencia encuentro cristianos que saben muy poco de lo que dice la ley levítica acerca de la alimentación. No relacionan las leyes dietéticas bíblicas con su aplicación en ellos, aunque aceptan como aplicables las leyes morales de la Biblia.

La ley levítica relacionada con los alimentos en realidad se remonta al primer capítulo de la Biblia.

PLAN INICIAL DE DIOS PARA NUESTRA MEJOR SALUD

El plan original de Dios para el hombre fue que este fuera vegetariano. En Génesis 1 leemos: «He aquí que os he dado toda planta que da semilla, que está sobre toda la tierra, y todo árbol en que hay fruto y que da semilla; os serán para comer» (v. 29).

Además, el plan inicial de Dios para toda criatura viva fue que fuera herbívora. También leemos en Génesis: «A toda bestia de la tierra, y a todas las aves de los cielos, y a todo lo que se arrastra sobre la tierra, en que hay vida, toda planta verde les será para comer» (v. 30).

Los que vivieron durante este período vegetariano, desde Adán hasta Noé, tuvieron largas vidas. Adán vivió 930 años, Set 912, Enós 905, Jared 962 y Matusalén 969 años, el período más largo de vida registrado en la Biblia.

Después del diluvio la gente comenzó a tener períodos más cortos de vida. Abraham vivió 175 años y Moisés 120. Con seguridad la actual esperanza de vida de 75 años es aun mucho menor.

Hay muchas especulaciones acerca de por qué los seres humanos alcanzaron edades tan prolongadas en el período vegetariano. Algunos especulan que el oxígeno de la tierra era mucho mayor en la época anterior al diluvio… que cada vez que estos antepasados antiguos respiraban, quizás absorbían un porcentaje muchísimo mayor de oxígeno del que podríamos obtener hoy día aun con nuestra más profunda aspiración de aire. Otros especulan que había una barrera húmeda alrededor de la tierra, que daba como resultado una mayor presión barométrica. Este habría sido un ambiente ideal para el crecimiento humano y vegetal. También existe la especulación de que el mundo antes del diluvio tenía vegetación sumamente rica en nutrientes. Quienes vivieron desde Adán hasta Noé muy bien podrían haber tenido acceso a frutas y verduras más ricas en vitaminas, minerales y fitonutrientes.

El cambio posdiluvio también incluyó la introducción de carne en la dieta humana, factor este que podría estar vinculado a un período más corto de vida. Cuando las aguas del diluvio se secaron, y Noé y su familia salieron del arca, Noé construyó un altar al

Señor y ofreció holocausto de aves y animales puros. El Señor respondió con la promesa de nunca más volver a maldecir la tierra con un diluvio. Bendijo a Noé y a sus hijos, y dijo:

> Fructificad y multiplicaos, y llenad la tierra. El temor y el miedo de vosotros estarán sobre todo animal de la tierra, y sobre toda ave de los cielos, en todo lo que se mueva sobre la tierra, y en todos los peces del mar; en vuestra mano son entregados. Todo lo que se mueve y vive, os será para mantenimiento: así como las legumbres y plantas verdes, os lo he dado todo. Pero carne con su vida, que es su sangre, no comeréis (Génesis 9.1-4).

Dios no limitó la carne a Noé y las generaciones subsiguientes sólo a carnes «puras»; indicó que todo lo que se moviera se podía considerar carne. Con seguridad había un aspecto muy práctico en esto. Los animales salieron del arca y estaban a disposición de Noé y su familia. Sin embargo, aun era necesario cultivar plantas, y en el caso de viñas y árboles frutales, pasarían años antes de obtener frutos.

Fuimos creados para ser omnívoros

Desde que fue creado, el hombre era omnívoro: capaz de vivir tanto de alimentos vegetales como animales. No obstante, nuestra anatomía física está diseñada de tal manera, que se adapta mejor al consumo de productos vegetales que al de animales.

Los seres humanos tenemos veinte muelas, que se usan para machacar y moler plantas. Tenemos ocho incisivos frontales, que se utilizan para morder frutas y verduras. Sólo cuatro de nuestros dientes, los caninos, están diseñados para comer carne. Nuestra mandíbula se mueve tanto vertical como horizontalmente, para hacer pedazos y machacar nuestros alimentos; una quijada verdaderamente carnívora sólo se mueve de modo vertical.

La extensión del intestino humano es aproximadamente cuatro veces más grande que el tamaño del cuerpo, lo cual favorece la ingestión de alimentos vegetales. Es mucho más corta la extensión del intestino de alguien realmente carnívoro, sólo dos o tres veces el tamaño de su cuerpo. El estómago de un carnívoro tiene más de cuatro veces la cantidad de ácido clorhídrico que el de un estómago herbívoro. Además, los carnívoros pueden digerir carne más rápidamente y eliminar deshechos con más rapidez por medio de un sistema gastrointestinal más corto.

Primates no humanos, como micos, gorilas y chimpancés, son omnívoros. Comen principalmente frutas y vegetales, y sólo rara vez consumen pequeños animales, huevos y lagartijas. El gorila sólo consume uno por ciento de todas sus calorías de alimentos animales, y la alimentación del orangután es aproximadamente dos por ciento animal. Sin embargo, los humanos tendemos a consumir más de cincuenta por ciento de nuestras calorías de fuentes animales. ¡En esto debemos aprender una lección de los simios![7]

Nuestras manos son parecidas a las de otros primates, y están diseñadas principalmente para agarrar alimentos como frutas, verduras, semillas, hojas y granos. No tenemos garras para desgarrar carne.

Nuestra saliva es alcalina, y contiene tialina, que nos ayuda a digerir carbohidratos. La saliva de los carnívoros es ácida.

Los carnívoros también tienen hígados y riñones más grandes que los seres humanos, para tratar la cantidad excesiva de ácido úrico y deshechos nitrogenados de una dieta de alimentos cárnicos. El hígado de un carnívoro segrega muchas más cantidades de bilis, para descomponer una dieta rica en grasas animales.

Nuestros cuerpos simplemente no fueron creados para soportar una dieta abundante en carnes o grasas cárnicas.

También deberíamos reconocer que la carne que consumían nuestros antepasados era de vida salvaje, la cual casi siempre tiene bajo contenido de grasa. El contenido de grasa en la caza salvaje es más o menos cuatro por ciento, mientras que el ganado doméstico, que se ha alimentado principalmente de maíz, tiene un contenido graso de treinta por ciento o más. Los animales salvajes también tienen más grasas polisaturadas naturales y ácidos grasos omega-3, los cuales promueven la salud humana.

¿Por qué necesitamos leyes sobre la comida?

No fue sino hasta que apareció Moisés, más de mil años después de la época de Noé, que Dios ofreció instrucciones dietéticas relacionadas con animales puros e impuros para el consumo humano. Estas leyes están claramente delineadas en Levítico 11 y Deuteronomio 14.

Aparentemente los animales de siglos anteriores al tiempo de Moisés no tenían enfermedades peligrosas para el hombre. Sin embargo, en la época de los israelitas, la contaminación y el nivel de enfermedad en la tierra habían llegado al punto en que quizás los animales de cierta clase se convertirían en portadores de bacterias, parásitos, virus y toxinas peligrosas para el hombre.

RÁPIDA REVISIÓN DE LAS LEYES DIETÉTICAS JUDÍAS

Parece que muchas personas creen que gran parte de la Ley Mosaica está dedicada a leyes dietéticas. Sólo dos capítulos y unos cuantos versículos al azar (menos de ciento cincuenta en total) tratan este asunto, y muchos de ellos son duplicados. Volvamos a visitar brevemente lo que Dios ordenó.

ANIMALES PUROS E IMPUROS

A los israelitas se les permitía comer animales que tuvieran cascos o pezuñas hendidas, y que rumiaran. Leemos en los primeros versículos de Levítico 11:

> Habló Jehová a Moisés y a Aarón, diciéndoles: Hablad a los hijos de Israel y decidles: Estos son los animales que comeréis de entre todos los animales que hay sobre la tierra. De entre los animales, todo el que tiene pezuña hendida y que rumia, este comeréis. Pero de los que rumian o que tienen pezuña, no comeréis estos: el camello, porque rumia pero no tiene pezuña hendida, lo tendréis por inmundo. También el

conejo, porque rumia, pero no tiene pezuña, lo tendréis por inmundo. Asimismo la liebre, porque rumia, pero no tiene pezuña, la tendréis por inmunda. También el cerdo, porque tiene pezuñas, y es de pezuñas hendidas, pero no rumia, lo tendréis por inmundo. De la carne de ellos no comeréis, ni tocaréis su cuerpo muerto; los tendréis por inmundos (vv. 1-8).

Las dos características principales identificadas aquí son que un animal puro tiene pezuñas hendidas y rumia. Una pezuña hendida es un casco dividido o partido.

A los animales que rumian se les conoce como *rumiantes*. Su estómago consta de cuatro cámaras. Los alimentos entran a la panza, donde comienza la digestión. Luego pasan a la redecilla, para mayor digestión y expulsión hacia arriba. Los alimentos regresan a una cámara llamada librillo, y finalmente al cuajar, donde lo rumiado pasa al duodeno y a los intestinos. Estas cuatro cámaras del estómago son análogas a una lavadora eléctrica que tiene cuatro ciclos de lavado y enjuague. Por tener estas cuatro cámaras, los rumiantes pueden eliminar bacterias, toxinas, parásitos y otras alimañas que de otro modo podrían terminar como parte de la carne del animal.

Estaban prohibidos los animales que tenían pezuñas divididas pero que no rumiaban. Estos incluían camellos, conejos, tejones, liebres y cerdos. Los caballos no eran comunes entre los israelitas en los tiempos bíblicos, y quizás esa es la razón principal de que no se mencionen por nombre. Los caballos también son impuros porque no rumian, aunque tienen hendidas las pezuñas. Gran cantidad de estudios han mostrado que la carne de caballo a menudo contiene parásitos, virus y bacterias. La enfermedad se asocia comúnmente con el consumo de carne de caballo en tierras donde esto ocurre.

Según la definición bíblica, entre los animales puros están las reses, las ovejas y las cabras. En Deuteronomio 14.4-5 se mencionan animales específicos: «Estos son los animales que podréis comer: el buey, la oveja, la cabra, el ciervo, la gacela, el corzo, la cabra montés, el íbice, el antílope y el carnero montés.»

Se mencionan leyes adicionales relacionadas con los animales:

Está prohibido el consumo de animales que «se mueven sobre la tierra». La Biblia los describe como «la comadreja, el ratón, la rana según su especie, el erizo, el cocodrilo, el lagarto, la lagartija y el camaleón» (Levítico 11.29-30). ¡Francamente no conozco a alguien que deseara comer esos animales! (Lo mismo se aplica a los «insectos alados» que «andan sobre cuatro patas» y están prohibidos en Levítico 11.20).

A un animal se le debe matar para comerlo. No se le debe comer si muere naturalmente o de otro modo que no sea mediante matanza intencional. Deuteronomio 14.21 dice: «Ninguna cosa mortecina comeréis; al extranjero que está en tus poblaciones la darás, y él podrá comerla; o véndela a un extranjero».

No se debe hervir un animal tierno en la leche de su madre. Deuteronomio 14.21 dice: «No cocerás el cabrito en la leche de su madre».

Se debe extraer la sangre de un animal antes de comerlo. Las estipulaciones relacionadas con la sangre se encuentran en Deuteronomio 12.15-27. He aquí unos cuantos versículos que ejemplifican este pasaje:

> Con todo, podrás matar y comer carne en todas tus poblaciones conforme a tu deseo, según la bendición que Jehová tu Dios te haya dado; el inmundo y el limpio la podrá comer, como la de gacela o de ciervo. Solamente que sangre no comeréis; sobre la tierra la derramaréis como agua (vv. 15-16).

Se da una orden similar relacionada con animales domésticos:

> Podrás matar de tus vacas y de tus ovejas que Jehová te hubiere dado. ... Solamente que te mantengas firme en no comer sangre; porque la sangre es la vida, y no comerás la vida juntamente con su carne. No la comerás; en tierra la derramarás como agua (vv. 21-24).

Toda la grasa animal se quemará, no se consumirá. Por grasa animal me refiero a la grasa que una persona puede cortar de un pedazo de carne, no a la grasa naturalmente veteada en la carne misma. La que se debe descartar es la grasa que yace inmediatamente bajo la piel de un animal, y en el caso de las aves incluye la misma piel. Levítico 3.16 nos dice: «Toda la grosura es de Jehová».

¿Qué podemos concluir de estas leyes básicas de alimentación acerca de lo que Jesús comía?

Primero, podemos concluir que Jesús comía muchísimas frutas y verduras. Es más, su dieta probablemente era rica en granos integrales, verduras integrales y frutas.

Segundo, podemos concluir que Jesús comía sólo carne pura, aves y pescado. También podemos concluir de una mirada racional a la historia de la época, que quizás Él comió esas carnes limpias en proporción de las que existían en ese tiempo. Había abundante pescado, y tal vez Él lo consumió como su alimentación principal. También había aves en abundancia, y es posible que esta hubiera sido la segunda carne más abundante en la dieta de Jesús. La carne de res, cordero y cabra era menos abundante, y por consiguiente tal vez habría sido la que menos comiera Jesús.

Tercero, podemos concluir que Jesús sólo comía animales que se habían sacrificado según los métodos bíblicos, que no comía animales tiernos cocidos en la leche de la madre, que no consumía sangre animal, y que no comía grasa animal.

Estos no son principios dietéticos difíciles de seguir. Sin embargo, son leyes que la mayoría de nosotros no guardamos. (Exploraremos más esto en capítulos posteriores.)

RESPUESTAS A NUESTRAS PREGUNTAS CLAVES

Volvamos al principio de este capítulo e intentemos contestar nuestras dos preguntas básicas.

1. *¿Por qué como lo que como?* Cada uno de nosotros debe dar una nueva mirada al porqué decidimos comer lo que consumimos.

En vez de continuar nuestros hábitos necios e inconscientes debemos ser racionales y deliberados acerca de lo que decidimos meter en nuestros cuerpos. Debemos dar una mirada fría y dura a los malos hábitos en que hemos caído, y nos decidamos a hacer un cambio cuando descubramos que estamos equivocados.

2. *¿Comería esto Jesús?* Debemos hacernos esta pregunta a menudo. Con seguridad que no comía alimentos procesados, demasiado dulces, ricos en grasa, muy salados y bajos en fibra. Comía muchas frutas y vegetales enteros, pan integral, pescado, un poco de carne preparada conforme a la ley dietética judía, y algunos productos lácteos.

Si usted se hace sólo estas dos preguntas acerca de lo que come, pero las hace y las responde sincera y racionalmente, estará haciendo bien en sus intentos de seguir el ejemplo de Jesús en sus hábitos alimentarios.

CAPÍTULO DOS

ALIMENTOS QUE COMÍA JESÚS MÁS A MENUDO

UNA DE LAS PRIMERAS CIEN PREGUNTAS QUE HARÉ a Dios cuando vaya al cielo es esta: ¿A qué sabía el maná y cómo era? ¡De ser posible incluso pediré una prueba! El maná es uno de esos alimentos misteriosos que me gustaría someter a análisis médicos y científicos. Sin embargo, no tengo la menor duda de que el maná era lo que la Biblia llama pan del cielo.

Cuando Moisés sacó de Egipto a los hijos de Israel para ir hasta Canaán, la tierra prometida por Dios, encontraron tremendas dificultades en la Península de Sinaí. Esta aun hoy día es una tierra traicionera. Es una región de dunas, altiplanicies de rocas, y montañas de granito, algunas de las cuales casi tienen tres mil metros sobre el nivel del mar. La región es desierta, con muy pocas fuentes de agua. Es una tierra en la que no pueden crecer frutas, vegetales ni granos.

El alimento fue suplido al pueblo de modo sobrenatural en forma de maná. Esta fue por cuarenta años la comida básica de los israelitas.

Dios dijo a Moisés: «He aquí yo os haré llover pan del cielo; y el pueblo saldrá, y recogerá diariamente la porción de un día»

(Éxodo 16.4). La cantidad exacta que se debía recoger era un *go-mer*.

Moisés dijo más tarde al pueblo:

> Te acordarás de todo el camino por donde te ha traído Jehová tu Dios estos cuarenta años en el desierto, para afligirte, para probarte, para saber lo que había en tu corazón, si habías de guardar o no sus mandamientos. Y te afligió, y te hizo tener hambre, y te sustentó con maná, comida que no conocías tú, ni tus padres la habían conocido, para hacerte saber que no sólo de pan vivirá el hombre, mas de todo lo que sale de la boca de Jehová vivirá el hombre (Deuteronomio 8.2-3).

El maná era un alimento desconocido para los israelitas. Es más, el nombre que le dieron a la sustancia fue maná porque cuando la vieron por primera vez dijeron: «¿Qué es esto?» La palabra hebrea para «¿qué es esto?», es *maná*. El maná les parecía como pequeñas y redondas semillas de culantro, tan finas como escarcha. Tenía el color del bedelio... un blanco aperlado. El pueblo podía cocinarlo como grano (molerlo en piedras de molino o machacarlo en un mortero, y luego cocerlo en sartenes o hacer pasteles). Su sabor era «como sabor de aceite nuevo» o «como de hojuelas con miel» (Números 11.8; Éxodo 16.31).

Cuando el rocío caía en el campamento durante la noche aparecía el maná, y la tierra se cubría con él cada mañana. Se proveía en cantidades suficientes para que cada persona pudiera recoger un gomer de él, que era 2,2 litros o aproximadamente tres cuartos de galón menos una pinta. Todo el maná que quedaba en tierra se derretía bajo el calor del sol del desierto.

El maná tenía una cualidad interesante: se debía recoger cada día y no podía almacenarse durante la noche, a excepción de la noche anterior al día de reposo. En el día sexto el pueblo debía recoger dos gomeres de maná; aparentemente Dios proveía doble ración. Si el maná se guardaba durante la noche de cualquier otro día, criaba gusanos y hedía... menos el día de reposo.¡Este es con seguridad uno de los más grandes milagros de todos los tiempos relacionados con los alimentos! (Véase Éxodo 16.15-36.)

Cuando Jesús enseñó a orar a sus discípulos, «el pan nuestro de cada día, dánoslo hoy», parecía estar haciendo una referencia directa a la provisión de maná (Mateo 6.11). Los panes de la época de Jesús eran bastos panes integrales, más oscuros y pesados que los que conocemos hoy día. Puesto que se hacían de grano entero, es decir con salvado y germen de trigo, tenían mayor concentración de aceites naturalmente polisaturados. Así como el maná criaba gusanos y apestaba durante la noche, el pan integral del tiempo de Jesús, con su elevado contenido de aceite natural, tal vez se volvía rancio y mohoso si no se consumía a diario. ¡Comer durante el día un pan integral recién horneado era y es una manera saludable de vivir!

Por cuarenta años el maná fue el alimento básico de la dieta israelita. Debió haber sido muy nutritivo para haber sustentado a tantas personas durante ese período. Debió haber tenido exactamente el balance correcto de proteína, carbohidratos, grasas, vitaminas y minerales. La promesa de Dios para el pueblo ha sido: «Ninguna enfermedad de las que envié a los egipcios te enviaré a ti» (Éxodo 15.26). Su provisión para el cumplimiento de esa promesa era por medio del maná.

Durante su viaje por el árido desierto, cómo debieron los israelitas haber añorado el cumplimiento de la promesa que les hizo Dios, de una «tierra de trigo y cebada, de vides, higueras y granados; tierra de olivos, de aceite y de miel; tierra en la cual no comerás el pan con escasez, ni te faltará nada en ella» (Deuteronomio 8.8-9).

Jesús sabía qué era vivir en un desierto como aquel en que viajaron los israelitas. En Mateo 4 leemos que fue llevado por el Espíritu a un desierto para ser tentado por el diablo. Permaneció en ese desierto (una región inhabitada, desolada y solitaria) por cuarenta días y cuarenta noches, ayunando todo el tiempo. La Biblia nos dice que después tuvo hambre (véase Mateo 4.1-2).

En su estadía en el desierto, Jesús tuvo tres encuentros con Satanás, en cada uno de ellos el diablo llegó con una tentación. La primera fue: «Si eres Hijo de Dios, di que estas piedras se conviertan en pan». Jesús replicó: «Escrito está: No sólo de pan vivirá el hombre, sino de toda palabra que sale de la boca de Dios» (vv. 3-4).

Pues bien, Jesús había ayunado, y estaba muy hambriento. No sorprende que Satanás llegara a tentarlo con la comida que más ansiaba para satisfacer el hambre, el alimento más importante de su dieta: pan.

La declaración de Jesús a Satanás era una cita directa de Deuteronomio 8.3, versículo en el que Moisés recordó a los israelitas por qué Dios les había dado el maná. La tentación de Satanás estaba dirigida a la necesidad física más inmediata de Jesús: alimento para su supervivencia física. Pero la respuesta de Jesús se enfocó en la más básica de las preguntas espirituales: ¿Preferiría vivir según sus impulsos y necesidades naturales, o de acuerdo a principios espirituales?

EL PAN Y EL REY DAVID

El más grande rey de Israel, David, consumía pan con regularidad. En realidad, se hacen más referencias directas al pan y a granos integrales en la vida del rey David, que en la vida de cualquier otra persona en la Biblia.

Cuando David sólo era un niño, su padre Isaí, le dijo que llevara un efa de grano tostado y diez panes integrales al campamento de sus hermanos. Estas provisiones eran para alimentar a sus hermanos que estaban en el ejército de Saúl, acampado en el valle de Ela del otro lado del ejército de los filisteos, guiado por un gigante llamado Goliat. Un efa de grano tostado estaba compuesto aproximadamente de cinco galones de grano seco.

El grano de los tiempos bíblicos no es como el maíz que conocemos hoy día en los EE.UU. El maíz es original de Norteamérica, donde los indios nativos americanos lo han cultivado por más de tres mil años. Sin embargo, el grano que se menciona en la Biblia son distintos granos o semillas. Aun en la antigua Inglaterra, el término *grano* se refería al trigo, y en Escocia e Irlanda, a la avena. En el caso del rey David cuando llevaba granos a sus hermanos, el grano en cuestión tal vez era trigo seco que se podía masticar directamente.

Antes de que David se convirtiera en rey, pasó una década de su vida en la que parte de ese tiempo huía del rey Saúl, porque este deseaba matarlo. David y sus hombres trabajaban para su sustento brindando seguridad a granjeros que pastoreaban rebaños en regiones cercanas a donde David y sus hombres se escondían en cuevas y cañones angostos. Nabal era un hombre que había recibido protección de David. En 1 Samuel 25, David envió diez de sus hombres a Nabal para solicitar alimentos como pago por los servicios de seguridad que él y sus hombres le habían brindado. Pero Nabal se negó.

Cuando Abigail oyó la negativa de su esposo Nabal, asumió la responsabilidad de llevar alimentos a David como pago. Entre las provisiones había doscientos panes, dos odres de vino, cinco ovejas, cinco medidas de grano tostado, cien racimos de uvas, y doscientos pasteles de higos secos (véase 1 Samuel 25.18). Dios proveyó pan a David por intermedio de Abigail.

Más adelante en su vida, David salió de Jerusalén después que su hijo Absalón le asestara un golpe de estado. Tanto él como su gente leal se fueron a la región que desde Jericó atravesaba el Jordán. Los nativos de esa región llevaron estas provisiones a David: «Camas, tazas, vasijas de barro, trigo, cebada, harina, grano tostado, habas, lentejas, garbanzos tostados, miel, manteca, ovejas, y quesos de vaca ... porque decían: El pueblo está hambriento y cansado y sediento en el desierto» (2 Samuel 17.28-29).

David escribió en Salmos 37.25: «No he visto justo desamparado, ni su descendencia que mendigue pan». David sabía que esto era cierto por experiencia personal.

RELACIÓN DE JESÚS CON EL PAN

El pan desempeñó un papel importante en la vida y las enseñanzas de Jesús. Pero un pan en su época no era el pan horneado que encontramos hoy día en nuestras panaderías. El pan se horneaba sobre piedras grandes y planas, con la masa extendida en forma circular hasta hacer un gran círculo plano. (En tradicionales restaurantes italianos de pizza se puede ver esta clase de masa.) El pan resultante era más grande que un panqué, pero más delgado, como papel. El pan árabe actual es una versión moderna de estos panes. En cada comida se consumían de uno a tres panes.[1]

Jesús se refirió al pan en muchas de sus enseñanzas. He aquí algunos ejemplos:

> Pedid, y se os dará; buscad, y hallaréis; llamad, y se os abrirá. Porque todo aquel que pide, recibe; y el que busca, halla; y al que llama, se le abrirá. ¿Qué hombre hay de vosotros, que si su hijo le pide pan, le dará una piedra? ¿O si le pide un pescado, le dará una serpiente? Pues si vosotros, siendo malos, sabéis dar buenas dádivas a vuestros hijos, ¿cuánto más vuestro Padre que está en los cielos dará buenas cosas a los que le pidan?

Sin duda que Jesús relacionó al pan con un buen regalo.

> Yo soy el pan de vida. Vuestros padres comieron el maná en el desierto, y murieron. Este es el pan que desciende del cielo, para que el que de él come, no muera. Yo soy el pan vivo que descendió del cielo; si alguno comiere de este pan, vivirá para siempre; y el pan que yo daré es mi carne, la cual yo daré por la vida del mundo (Juan 6.48-51).

Jesús sabía que el pan era el ingrediente básico en la vida física del hombre; de igual manera, sólo quienes aceptan a Jesús como su sacrifico expiatorio, y se alimentan del Pan de Vida, disfrutarán vida espiritual eterna.

Jesús y la fiesta de los panes sin levadura

En varias ocasiones Jesús celebró la Pascua con sus discípulos. Esta fiesta se distinguía por el consumo de cordero, hierbas amargas y pan sin levadura.

La levadura hace que la masa se infle. El resultado final es un volumen mayor sin más peso.

La fiesta de la Pascua se originó cuando los israelitas se preparaban para salir de Egipto. El mandato de Dios por medio de Moisés era que el pueblo debía preparar un cordero macho de un año y sin mancha, y asarlo al fuego para consumirlo en una noche. Un cordero, o una oveja o un cabrito, se debía consumir por casa (a las casas pequeñas se les permitía unirse para comer todo el cordero, con cabeza y entrañas). El cordero se debía comer con pan sin levadura y hierbas amargas. Lo debían comer personas que usaran sandalias en sus pies, una correa en la cintura, y un báculo en las manos; en otras palabras, se debía comer apresuradamente, como si se estuviera listo a salir en el momento del anuncio (véase Éxodo 12). La sangre del cordero sacrificado se debía aplicar con hojas de hisopo a las jambas y los dinteles de las puertas de entrada. De este modo cuando esa noche el ángel de la muerte se moviera por Egipto, sus casas fueran «pasadas por alto», y ellos no sufrieran pérdida de sus primogénitos. En realidad eso es lo que ocurrió. Faraón, consternado por la muerte de su hijo primogénito, prácticamente desterró a los israelitas, después de años de negarse tercamente a dejarlos ir.[2]

Al salir de Egipto los israelitas llevaron con ellos cantidades de masa sin levadura, «y llevó el pueblo su masa antes que se leudase, sus masas envueltas en sus sábanas sobre sus hombros» (Éxodo 12.34). Su provisión mientras viajaban al Mar Rojo, y a través de él, incluía pan cocido de esas cantidades de masa.

Moisés también instruyó a los israelitas que anualmente debían guardar una fiesta de siete días como recuerdo de la noche en que fueron liberados de Egipto. Es más, el primer nombre para la Pascua fue la fiesta de los panes sin levadura (v. 17). Los israelitas debían comer pan sin levadura por siete días como parte de esta fiesta, y durante ese tiempo debían hacer una santa consagración y no trabajarían. Moisés dijo que cuando sus hijos preguntaran por qué realizaban este rito, les debían explicar: «Es la víctima de la pascua de Jehová, el cual pasó por encima de las casas de los hijos de Israel en Egipto, cuando hirió a los egipcios, y libró nuestras casas» (v. 27).

Jesús y la última cena

La noche en que Jesús fue traicionado por Judas, Él y sus discípulos comieron juntos la última cena. Leemos en la carta del apóstol Pablo a los corintios respecto de esta noche:

Yo recibí del Señor lo que también os he enseñado: Que el Señor Jesús, la noche que fue entregado, tomó pan; y habiendo dado gracias, lo partió, y dijo: Tomad, comed; esto es mi cuerpo que por vosotros es partido; haced esto en memoria de mí. Asimismo tomó también la copa, después de haber cenado, diciendo: Esta copa es el nuevo pacto en mi sangre; haced esto todas las veces que la bebiereis, en memoria de mí (1 Corintios 11.23-25).

La comida que Jesús y sus discípulos comieron juntos era la última cena con pan sin levadura antes de la fiesta de la Pascua. Jesús murió el primer día de la Pascua, cumpliendo el significado del pan partido (su cuerpo quebrantado), el cordero sacrificado (Él como el Cordero sacrificado desde la fundación del mundo), y las hierbas amargas (la amargura asociada con su muerte, así como la ofrenda de vinagre mientras estaba en la cruz). Esta noche antes de la cena pascual era aquella en que se sacaba de la casa todo lo leudado. Se restregaban todos los utensilios, se tiraban a la basura todas las levaduras, e incluso se lavaban los pisos, las paredes y las estructuras de las casas. De igual modo, el lavatorio de los pies de los discípulos llegó después de concluida la comida (este era un símbolo de que Jesús limpiaba totalmente a sus discípulos de todo lo malo que les esperaba). Aunque no lo comprendieron en ese tiempo, el lavatorio que Jesús hiciera de sus pies era una señal de que sólo Él sería crucificado al día siguiente (se perdonarían las vidas de sus íntimos asociados para que pudieran seguir con el cumplimiento del ministerio que Dios les había dado).

La Biblia se refiere a la levadura tanto de buena como de mala manera. Jesús dijo de las enseñanzas de los fariseos y saduceos: «Guardaos de la levadura de los fariseos y de los saduceos» (Mateo 16.5). Sin embargo, en otra ocasión dijo: «El reino de los cielos es semejante a la levadura que tomó una mujer, y escondió en tres medidas de harina, hasta que todo fue leudado» (13.33). ¡Jesús no tenía nada contra el pan con levadura! La mayor parte del pan que consumió tenía levadura.

Jesús en el mar después de su resurrección

Después de la resurrección de Jesús, Él se unió a sus discípulos en el Mar de Galilea para desayunar pescado y pan (véase Juan 21.9-12).

Jesús y las espigas

Jesús y sus discípulos comían trigo en su estado natural, como lo narra Lucas 6.1: «Aconteció en un día de reposo, que pasando Jesús por los sembrados, sus discípulos arrancaban espigas y comían, restregándolas con las manos». Hacer esto era completamente lícito; en los tiempos bíblicos sólo se permitía a la gente recoger el grano que quedaba en un campo después de la cosecha. Estos granos podrían estar verdes o maduros después de la cosecha. Al restregar el grano en las manos salía la cáscara, pero el salvado y el germen de trigo permanecían.

TRIGO Y CEBADA

Los dos granos más importantes que se usaban en el Antiguo Testamento eran cebada y trigo. En realidad se menciona el trigo cincuenta y una veces en las Escrituras. En Génesis 30.14 se menciona una siega de trigos, y en Rut 1.22 se menciona una siega de cebada.

Al trigo se le consideraba el pan de cada día y el rey de los granos. Se le llegó a considerar una medida de riqueza. La cebada, el más barato y abundante de los dos granos, la usaban las personas de clase más pobre.

Una familia que tenía pan de trigo se consideraba realmente de clase alta. En la época de Jesús el trigo valía casi tres veces más que la cebada. Eso también parecía ser cierto setenta años después, cuando Juan escribió en el Apocalipsis: «Dos libras de trigo por un denario, y seis libras de cebada por un denario; pero no dañes el aceite ni el vino» (6.6).

Valor nutritivo del trigo

El análisis nutricional de una onza de salvado de trigo es como sigue:

Calorías	60
Fibra	12 gramos
Grasa	1 gramo
Potasio	410 miligramos
Carbohidratos	18 gramos
Proteínas	5 gramos

El germen de trigo es rico en vitamina B, hierro, magnesio, zinc, cromo, manganeso y vitamina E. Sólo un cuarto de taza de germen de trigo tiene cinco gramos de fibra.

El alto contenido de fibra de salvado de trigo es una de las fuentes dietéticas de fibra insoluble más conocidas. Es un excelente medio para protegerse del estreñimiento y curarlo. Ayuda a evitar infecciones intestinales, hemorroides y venas varicosas, además de proteger contra el cáncer del colon. Una saludable cantidad de salvado de trigo para consumir es una o dos cucharadas colmadas por día.

El trigo como grano integral

Además de su uso en harina para pan, los granos en los tiempos bíblicos se asaban, hervían, machacaban o incluso se comían verdes de la espiga. Se molían, aplastaban, golpeaban y secaban para hacer sopas, ensaladas basadas en granos, guisados y hasta postres.[3]

El trigo bulgur es una preparación especial del grano de trigo que se encuentra comúnmente en el Oriente Medio. En él, los granos de trigo se lavan, se restriegan, se parten y luego se secan. Los granos más empequeñecidos se pueden entonces cocinar o remojar en agua (mientras se cocen o se remojan, se inflan). Este grano se usa mucho para hacer tabule (llamado también «tabulí»), una ensalada que se prepara en Israel usando trigo bulgur, aceite de olivas, ajo, zumo de limón, perejil, cebolla y otras hierbas frescas cortadas en pedacitos.[4]

A otra forma de trigo partido más pequeño que el bulgur se le llama cuscús. Este grano también se usa para hacer tabule y otras ensaladas, pero generalmente se usa como plato principal o en guisados. Algunos postres también lo usan. Este grano se prepara con facilidad al derramar agua hirviendo sobre el trigo partido, o al cocinarlo un poco.

Pan de cebada nutritivamente rico

Aunque no sabemos con seguridad que Jesús comiera pan de trigo, sí sabemos que comió pan de cebada. En la historia de la alimentación de los cinco mil hombres (además de mujeres y niños), el milagro ocurrió porque Jesús partió, bendijo y multiplicó cinco panes de cebada y dos pescados pequeños que un niño había llevado al lugar. Eliseo también multiplicó panes de cebada; multiplicó veinte panes de cebada para alimentar a cien hombres (véase 2 Reyes 4.42-44).

A los gladiadores romanos se les llamaba a veces *kordearii*, que significa «que comen mucha cebada», porque el grano se agregaba a su dieta para darles oleadas de fortaleza antes de sus combates. A la cebada se le considera una de las tres féculas balanceadas (el arroz y las papas son las otras dos) que son ricas en carbohidratos complejos, y que alimentan el cuerpo con un flujo continuo de energía.

En algunas regiones del Oriente Medio se ha llamado a la cebada «la medicina para el corazón». Esta contiene fibra que puede reducir el riesgo de enfermedades cardíacas al disminuir el colesterol malo que tapona las arterias. Este alto contenido de fibra regula y alivia el estreñimiento en una persona, y la protege de muchos problemas digestivos. También puede ayudar a detener el desarrollo del cáncer.

En un estudio llevado a cabo en la Universidad del Estado de Montana, un grupo de hombres consumió una dieta rica en cebada, que incluía cereales, pan, pasteles y molletes hechos con harina de cebada. Después de seis semanas de consumir tres porciones diarias de estos alimentos, los niveles de colesterol de estos hombres habían bajado en quince por ciento. Quienes presentaban mayores niveles de colesterol al iniciar el estudio mostraban la mejoría más importante. Otro grupo de hombres que comieron los mismos productos hechos con trigo o harina de salvado no tuvieron un descenso en sus cuentas de colesterol.

Busque la expresión *no perlada* en una caja de grano o harina de cebada. Esto significa que la cebada no se ha procesado y es rica en fibra. Se consigue en la mayoría de tiendas naturistas. En contraste, la cebada etiquetada «Escocesa» o «perlada» ha sido procesada y casi no es eficaz.

La cebada se consigue hoy día en el mercado, pero es necesario buscarla. El pan de cebada prácticamente no existe… usted debe hacerlo del grano que pueda encontrar. La mayor parte de cebaba cultivada hoy día se usa para alimentar ganado o para fabricar whisky y cerveza. Es raro comer cebada en grano; sin embargo, a veces se usa como ingrediente en sopas.

Otros granos bíblicos

Más de ocho mil especies distintas de plantas en todo el mundo suministran granos. Los estadounidenses consumen de modo rutinario sólo una cantidad muy pequeña de estos granos. Los más consumidos en todo el mundo son trigo, arroz, maíz y avena. El arroz, el maíz y la avena no se consumían en Israel durante la época de Jesús.

Otros granos mencionados en la Biblia además del trigo y la cebada son el millo y el centeno. El millo se menciona sólo una vez en las Escrituras (Ezequiel 4.9). No obstante, como grano es superior al trigo, al maíz y al arroz en contenido proteínico; su porcentaje de contenido de proteína está entre diez y doce por ciento. También es rico en minerales y es de fácil digestión. El millo es una planta resistente, y puede crecer en tierra buena o mala. Requiere poca humedad para crecer. Puesto que la alergia al trigo es hoy día una de las más comunes en Estados Unidos, el millo es una buena alternativa. Muchas tiendas naturistas tienen pan de millo. Por desgracia, la mayor parte del grano de millo producido se usa como alimento de pájaros o pollos. ¿No es interesante que alimentemos a nuestras aves con mejor grano del que nosotros mismos comemos?[5]

El centeno es otro grano mencionado en la Biblia. Es un grano gluten, pero su contenido de gluten es mucho menor que el del trigo. Es casi veinte por ciento proteína y es rico en fibra. El centeno contiene grandes cantidades de los minerales magnesio, hierro y potasio. También contiene vitamina B y otros minerales. La mayor parte de los panes de centeno que se encuentran comercialmente están hechos de harina refinada de centeno, la que por lo general se ha mezclado con harina procesada de trigo. Es difícil encontrar pan puro de centeno. Su color es casi negro y es muy nutritivo y sabroso.

GRANOS INTEGRALES PARA EL MÁXIMO BENEFICIO DE SALUD

Cuando de valor alimenticio de los granos se trata, sólo hay una decisión muy sencilla: integral o refinado. En vez de preferir panes integrales, tendemos a escoger el pan blanco refinado. En vez de cereales integrales, tendemos a alimentar a nuestros hijos con cajas de cereales comerciales para desayunos, que por lo general tienen más de cincuenta por ciento de sus calorías en azúcar, y muy poca fibra, o ninguna. Hasta donde me incumbe, estos cereales no deberían llamarse cereales. Se les debía etiquetar «galletas» o «caramelos» en vez de «cereales».

Por desgracia, este es un dicho entre los nutricionistas: «Mientras el pan sea más blanco, la muerte llega más rápido». Sin embargo, la mayoría preferimos habitualmente pan blanco porque así es como nos alimentaron cuando niños. La mayoría de nosotros no tenemos idea de cómo se procesa el trigo para hacer pan blanco.

EL PROCESO DE «BLANQUEAMIENTO» DEL TRIGO

El proceso de convertir granos enteros de trigo en harina blanca requiere más o menos veinte pasos.[6] El grano está compuesto de una capa exterior llamada *salvado*. El salvado es rico en vitaminas B, minerales y fibra. La próxima capa es el germen de trigo, el cual es la porción del grano que retoña. El germen de trigo es una fuente rica de vitaminas B y E. La próxima capa es el endospermo, que es el almidón o suministro alimenticio para la semilla retoñada. El endospermo es más o menos ochenta u ochenta y cinco por ciento del grano, el germen tres por ciento, y el salvado quince por ciento.

La harina blanca refinada es endospermo o almidón puro. Se han quitado tanto el salvado como el germen, junto con ochenta por ciento de los nutrientes del trigo. El endospermo tiene mucho menos contenido de vitamina B y minerales que el germen y el salvado, y también considerablemente menos fibra.

Al grano procesado no sólo se le han quitado ochenta por ciento de los nutrientes, sino que en el proceso de molido participan temperaturas tan altas que el remanente del grano queda dañado por oxidación. La harina al final del proceso de refinamiento tiene en realidad la apariencia grisácea de la oxidación. Por supuesto, ese color sería ofensivo para la mayoría de los consumidores. De modo que para blanquear la harina se usa un agente químico, como dióxido clorhídrico, peróxido de acetona o peróxido benzoico. Este proceso de blanqueado destruye aun más las pocas vitaminas que quedan. Además, los blanqueadores pueden reaccionar con ácidos grasos para producir peróxidos, que son tóxicos y pueden causar reacciones de radicales libres. (Tan sólo compare estos productos blanqueadores con las etiquetas en blanqueadores químicos en su hogar, ¡como el Clorox!) En resumen, el proceso de molido y blanqueado que se usa hoy día quita como veintidós importantes nutrientes de nuestro pan, entre ellos fibra, vitaminas y minerales.

Sin embargo, la harina blanca parece más limpia y más pura que la harina integral de color café sucio. En consecuencia es más atractiva para el público estadounidense.

¿Y qué decir del pan «enriquecido»? En estos panes los panaderos por lo general reemplazan cuatro nutrientes a la harina que usan: tiamina, niacina, riboflavina y hierro. No obstante, las vitaminas que utilizan son generalmente «derivadas del alquitrán de hulla». Por desgracia el resultado final es en realidad muy poco enriquecimiento vitamínico.

El pan bajo en fibra, al que se ha agregado grandes cantidades de azúcar y grasa hidrogenada, se hace masa en los intestinos. Esto lleva al estreñimiento, lo cual a su vez puede conducir a enfermedades gastrointestinales como síndrome de intestino sensible, diverticulosis, diverticulitis y hemorroides.

«Sin embargo —usted podría estar pensando—, sólo como un par de tajadas de pan blanco al día». ¿De veras? ¿Está contando también los panes de sus hamburguesas y perros calientes? ¿Está incluyendo galletas, rosquillas, roscones y muchas pastas y productos cereales, que también se hacen de harina blanca? Recuerde que los alimentos más usados en Estados Unidos son pan blanco, café y perros calientes.

El eslabón de las alergias a los alimentos

El gluten es la principal proteína que se encuentra en los granos. El trigo tiene un contenido de gluten más alto que cualquier otro cereal. La avena, el centeno y la cebada también tienen gluten, pero en cantidades más pequeñas. Entre los granos sin gluten están el arroz, el millo, el alforjón, el amaranto y la quinua. Un grano con bajo contenido de gluten es atractivo.

La enfermedad celiac es un desorden intestinal que se caracteriza por mala absorción de grasas y diarrea, que resulta de la incapacidad del cuerpo para utilizar el gluten. Quizás las alergias a los granos sean la consecuencia del consumo excesivo de alimentos procesados.

¡Prefiera productos integrales!

Esta es la conclusión a la que podemos llegar: ¡Decídase por productos integrales! Además del pan, usted debería encontrar pasta integral, molletes y rosquillas integrales, y galletas integrales. Si la etiqueta de esos productos no dice «trigo integral» o «grano integral», usted debe suponer que el producto está hecho completa o parcialmente de harina refinada.

CÓMO BEBER SUS GRANOS

Productos convenientes y promotores de salud que nuestra tecnología moderna pone a nuestra disposición son bebidas que aportan los beneficios nutritivos de los granos integrales, sin que de veras se tengan que comer los granos. En vez de eso, podemos beber los beneficios nutritivos del grano integral.

Se consiguen productos de hierba de trigo y de cebada. A veces se puede adquirir el jugo mismo. Es más común encontrar estos productos en forma de polvo que se puede mezclar con agua, jugo u otra bebida. Ambos son ricos en clorofila, que es la sangre verde de la planta. La clorofila es muy similar al componente «heme», que es parte de la hemoglobina en nuestra sangre, la que porta el oxígeno. El heme en la sangre está delimitado por el hierro, mientras que la clorofila en las plantas lo está por el magnesio.

Los extractos de trigo y cebada son ricos en flavonoides, que son fotonutrientes. Los flavonoides han demostrado tener propiedades antivirales, antitumores y anti-inflamatorias. La clorofila abunda tanto en la hierba de trigo como en la de cebada. Esta ha mostrado que inhibe gran cantidad de cancerígenos, como los que se encuentran en el humo de cigarrillos y en carnes carbonizadas.[7] Los polvos de hierba de trigo y de cebada se empacan a menudo con clorela, espirulina y algas azul-verdosas en productos llamados «alimentos verdes» o «superalimentos».

¿QUÉ COMERÍA JESÚS?

Jesús comía granos integrales directamente de la espiga, y en forma de pan integral.

Podemos seguir su ejemplo si decidimos comer panes y pastas integrales, y granos integrales en platos cocidos y ensaladas.

CAPÍTULO TRES

UN INGREDIENTE BÁSICO EN LA DIETA DE JESÚS

HACE ALGUNOS AÑOS HUBO UN POPULAR LIBRO DE cocina que presentaba cien maneras de preparar hamburguesas. Fue un éxito de librería. Sin embargo, el libro popular en la época de Jesús habría sido *101 maneras de preparar pescado*.

En los tiempos bíblicos la pesca era una industria importante a lo largo del Río Jordán y el Mar de Galilea. Cuando los israelitas deambulaban en su éxodo de Egipto, también pescaron por un tiempo en el Mar Rojo. Los hebreos eran pescadores sumamente hábiles, y varios de los apóstoles escogidos por Jesús eran pescadores de oficio. Una cantidad de las enseñanzas y milagros del Maestro se relacionaron con la pesca.

Sabemos con seguridad que Jesús comió pescado puro, fresco y no contaminado casi todos los días de su vida. Es más, creo que el pescado y el pan fueron dos de los alimentos básicos en su dieta. ¿Por qué aseguro esto? Porque el pescado era la carne más común que se ingería en esa época.

En tiempos de Jesús, el Mar de Galilea, el Mar Mediterráneo y el Río Jordán eran fuentes importantes de peces, y el pueblo judío comía una amplia variedad de ellos. Abundaban tanto en los mercados de Jerusalén, que una puerta de la ciudad antigua de Jerusalén fue denominada «Puerta del Pescado».

El común de la gente de Jerusalén en la época de Jesús se podía permitir otras clases de carne sólo en celebraciones especiales, pero el pescado era barato y, por consiguiente, una parte regular de la dieta del individuo promedio. Es muy probable que los habitantes de la región de Galilea comieran pescado todos los días.

Jesús a menudo se refirió al pescado en sus enseñanzas. Enumeró al pescado entre las «buenas dádivas» que se mencionan en Lucas 11:

> Pedid, y se os dará; buscad, y hallaréis; llamad, y se os abrirá.
> … ¿Qué padre … si su hijo le pide … pescado, en lugar de pescado, le dará una serpiente? Pues si vosotros, siendo malos, sabéis dar buenas dádivas a vuestros hijos, ¿cuánto más vuestro Padre celestial dará el Espíritu Santo a los que se lo pidan? (9,11,13.)

Los milagros de Jesús involucraron pescados en varias ocasiones.

Dos veces Jesús alimentó multitudes de individuos con sólo unos cuantos peces. Tomó cinco panes y dos peces, los bendijo, los partió y los dio a los discípulos para alimentar a cinco mil hombres, además de las mujeres y los niños en la multitud (véase Mateo 14.16-21). Más tarde, Jesús tomó siete panes y «unos pocos pececillos», dio gracias por ellos, los partió y los dio a sus discípulos para alimentar a cuatro mil hombres, además de las mujeres y los niños (véase Mateo 15.32-37). Los «pocos pececillos» podrían haber sido sardinas, un pez de la familia de los arenques. ¡En ambos milagros sobraron porciones!

Algunos historiadores han calculado que en el Mar de Galilea trabajaban cerca de cinco mil barcas de pesca en los días de Jesús. A veces su pesca era grandiosa.

Dos grandes pescas están asociadas con Jesús y sus discípulos. En un caso, Jesús usó una barca de pesca como plataforma de enseñanza, y después de concluir aconsejó a Pedro y sus compañeros pescadores que fueran mar adentro a pescar. Pedro, un próspero y diestro pescador comercial, sabía que los peces eludían las redes bajo el brillante sol de mediodía. Sin embargo, debido a que Jesús lo había ordenado, entró en aguas profundas y lanzó sus redes. El resultado fue una pesca tan maravillosa que Pedro estaba asombrado. Jesús dijo entonces: «Venid en pos de mí, y haré que seáis pescadores de hombres» (Marcos 1.17). De inmediato los hombres dejaron sus redes y lo siguieron.

En una ocasión Jesús envió a Pedro a pescar con la orden: «Ve al mar, y echa el anzuelo, y el primer pez que saques, tómalo, y al abrirle la boca, hallarás un estatero» (Mateo 17.27). Además le dijo a Pedro que llevara ese dinero para pagar los impuestos del templo que los recaudadores religiosos alegaban que Jesús y sus discípulos debían (véase vv. 24-27).

¡De verdad que pescar con Jesús tiene sus recompensas!

Jesús apareció una mañana después de la resurrección en la playa del Mar de Galilea. Pedro y otros de los discípulos habían estado pescando toda la noche, pero no agarraron nada. Jesús los llamó desde la orilla y les dijo que echaran sus redes a la derecha de la barca. El resultado fue una pesca tan grande que no la podían subir a la barca. Esa misma mañana los discípulos llegaron a la playa para descubrir que Jesús ya había hecho una hoguera y había preparado pescado y pan para que desayunaran.

PESCADO PURO E INMUNDO

La Ley de Moisés dio mandatos específicos relacionados con el pescado que era aceptable para el consumo humano:

> Esto comeréis de todos los animales que viven en las aguas: todos los que tienen aletas y escamas en las aguas del mar, y en los ríos, estos comeréis. Pero todos los que no tienen aletas ni escamas en el mar y en los ríos, así de todo lo que se mueve como de toda cosa viviente que está en las aguas, los tendréis en abominación. Os serán, pues, abominación; de su carne no comeréis, y abominaréis sus cuerpos muertos. Todo lo que no tuviere aletas y escamas en las aguas, lo tendréis en abominación (Levítico 11.9-12).

El ritual de matanza se aplicaba sólo a la carne y a las aves, pero no al pescado. Las especies definidas son lo que hacen puro un pez.

Las escamas se pueden quitar de un pez sin separar la piel de la carne. Los tubérculos óseos no se consideran escamas. Entre los peces que tienen especies de escama y que son impuros están: Peces espada, esturiones, tiburones, lumpfish y flatfish europeo. Los peces sin ninguna clase de escamas incluyen bagres, sculpish y rapes.

¿Y qué de la comida marina?

Los moluscos y mariscos no tienen escamas, y por lo tanto son inmundos.[1] Entre los moluscos están: almejas, mejillones, ostras y ostiones. Los crustáceos incluyen cangrejos, langostas, camarones, langostinos y cangrejos de río.

Los mariscos crudos son una gran fuente de intoxicación en nuestro país, y entre las enfermedades que transmiten comúnmente están la salmonella y el virus de hepatitis A. Los mariscos tienen una capacidad única de purificar las aguas de bacterias patógenas como la del cólera; muchas de estas toxinas están asociadas con aguas negras sin tratar. Las almejas y las ostras pueden filtrar entre veinte y cincuenta galones diarios de agua marina. Las toxinas, sin embargo, permanecen en la carne de los mariscos.

El consumo de mariscos contaminados puede resultar en envenenamiento paralizador por mariscos. Los síntomas comienzan por lo general con entumecimiento en labios y lengua, el cual finalmente se extiende a brazos y piernas, acompañado a menudo con problemas respiratorios. Los mariscos también pueden concentrar «marea roja», la cual lleva a la sangre venenos y muerte en pacientes de alto riesgo. La marea roja produce neurotoxinas que no se destruyen con la cocción.[2]

Por desgracia, debido a que el consumidor exige mariscos, la industria pesquera está cultivando estas criaturas muy cerca de las playas, donde la contaminación es mucho mayor. En consecuencia aumentan los ejemplos de envenenamiento por mariscos.

Personalmente relaciono los mariscos como las «cucarachas del mar»: son recolectores minúsculos de virus, bacterias, parásitos y desperdicios tóxicos. La Biblia no solamente nos dice que los evitemos sino también que son «abominación» para los seres humanos (Levítico 11.12).

Los bagres son inmundos

El bagre capturado en ríos y arroyos es quizás el más contaminado de todos los peces que se alimentan de los lechos fluviales, porque son los primeros en ingerir los contaminantes industriales que van a dar al fondo de arroyos y ríos. El bagre ocupa ahora el quinto puesto en el consumo de Estados Unidos entre los peces, y mucho de lo que se consume se cultiva en tanques de agua fresca. Sin embargo, estos peces están entre los creados para limpiar las aguas. Sólo porque un pez se críe en un tanque no significa que esté en agua libre de contaminación. Muchos peces se cultivan cerca de regiones industrializadas del país, y las aguas en las cuales crecen se extraen de fuentes contaminadas.

Así como los camarones, las langostas y los demás mariscos, el bagre fue creado inicialmente por Dios para actuar como agente limpiador de las fuentes naturales de agua. Estas criaturas tienen gran capacidad de absorber contaminantes, pero estos no las enferman. Pueden, sin embargo, transmitir esos contaminantes a seres humanos que comen su carne.

BENEFICIOS NUTRITIVOS DEL PESCADO

Como algo positivo, el pescado puro con aletas y escamas es muy provechoso para el consumo humano. Un importante estudio de varios factores de intervención de riesgos en el que participaron más de mil trescientos hombres en Estados Unidos, reveló que el riesgo de morir de un ataque al corazón era más o menos cuarenta por ciento menor en quienes comían más pescado.

La mayor parte de los peces tienen proteínas de gran calidad, y son una buena fuente de nutrientes esenciales como zinc, cobre, magnesio, vitaminas del complejo B, y yodo, así como de otros minerales.

El consumo de pescado tiene muchas propiedades benéficas. Se ha demostrado que

- aclara la sangre
- evita daños en las arterias
- inhibe la formación de coágulos
- reduce el colesterol LDL (malo)
- baja la presión sanguínea
- reduce los triglicéridos
- disminuye el riesgo de derrames cerebrales y ataques cardíacos
- reduce el riesgo de lupus
- ataca la inflamación
- alivia síntomas de artritis reumatoide
- ayuda a regular el sistema inmunológico
- calma migrañas
- alivia el asma bronquial
- combate enfermedades tempraneras de los riñones
- inhibe el crecimiento de tumores cancerosos en animales

EL PESCADO OFRECE GRASAS ESENCIALES

Muchas personas creen que toda grasa es mala para una persona. Esto no es verdad. Nuestro cuerpo necesita ciertas clases de grasa, especialmente las llamadas «ácidos grasos esenciales». Se les llama «esenciales» porque nuestro cuerpo no la puede manufacturar directamente. Debemos adquirirla de fuentes alimenticias. Sin embargo, lo que no necesitamos son alimentos ricos en grasas saturadas.

El pescado es bajo en grasas saturadas. No obstante, la grasa que contiene varía mucho. El pescado se divide nutritivamente en tres grupos: «Bajo en grasa», que tiene menos de cinco gramos de grasa en una porción de tres onzas y media; «grasoso», que tiene de cinco a diez gramos de grasa en la misma porción; y «rico en grasa», que tiene más de diez gramos de grasa por cada tres onzas y media.

Entre los peces bajos en grasa están: bacalao, platija, abadejo, halibut, perca, pollack o abadejo, pargo, corvina, trucha y atún de aleta amarilla.

Los peces grasosos incluyen: corvina de agua dulce, pez azul, salmonete, orange roughy y atún de aleta azul.

Los peces ricos en grasa incluyen arenque, macarela, pez pompano, salmón y sardinas. Estos son muy ricos en los ácidos grasos esenciales omega-3.

Una cantidad de estudios sobre los efectos beneficiosos de los aceites de pescado comenzó a aparecer a mediados de la década de los ochenta en el prestigioso diario *New England Journal of Medicine* [Boletín de medicina de Nueva Inglaterra]. Las dietas ricas en aceite de pescado se relacionaban con una menor tasa de enfermedades coronarias.

En uno de esos estudios se descubrió que los esquimales de Groenlandia tenían una tasa de ataques cardíacos sólo diez por ciento de la de adultos en EE.UU. El Dr. J. Dyerberg, quien dirigió este estudio a finales de la década de los setenta, averiguó que aunque los esquimales que estudió tenían una dieta rica en aceites de peces y focas de agua fría, mostraban bajos niveles de colesterol LDL (malo) y altos niveles de colesterol HDL (bueno).[3]

El aceite de pescado contiene dos ácidos grasos muy importantes que la gente por lo general puede producir por su cuenta. Sin embargo, algunas personas pierden la capacidad de producirlos, por enfermedad u otras razones. Las fuentes más ricas de estos ácidos grasos están en el pescado de agua fría, como macarela, sardinas, salmón, arenque y pez pompano. Las grasas omega-3 forman aproximadamente de quince a treinta por ciento de los aceites en estos peces. Los ácidos grasos omega-3 tienen muchos beneficios para la salud. Ayudan a bajar los niveles de colesterol y triglicéridos. Mejoran el control de azúcar en la sangre y la comunicación neurotransmisora necesaria para el buen funcionamiento del cerebro, como el incremento en la función de memoria. Un antiguo dicho reza que lo que es bueno para el corazón es bueno para el cerebro, y comúnmente al pescado se le ha llamado por siglos «alimento cerebral».

Los aceites de pescado ayudan a evitar la arterosclerosis, y por tanto ayudan a prevenir enfermedades de la arteria coronaria y ataques del corazón. También ayudan a bajar los triglicéridos hasta sesenta y cinco por ciento. Además el aceite de pescado puede disminuir la presión sanguínea.

Los aceites de pescado ayudan a reducir la inflamación de la artritis reumatoide y el lupus. En realidad actúan como medicamentos antiinflamatorios. También disminuyen en gran manera las sustancias inflamatorias en un período de sólo un mes. La sustancia inflamatoria llamada leucotriene B4 es uno de los mediadores más poderosos del dolor y la inflamación en el cuerpo. Se pueden reducir los niveles de leucotriene B4 con medicamentos poderosos como prednisone, pero la desventaja es que tales medicamentos están asociados con peligrosos efectos secundarios. La opción es bajar los niveles de leucotriene con aceite de pescado. ¡Yo escogería el aceite de pescado cualquier día!

Se ha demostrado que el aceite de pescado es provechoso para aliviar desde migrañas hasta soriasis, asma, glaucoma, diabetes y muchos otros males degenerativos.

El aceite de pescado también podría ser importante en la prevención de ciertos cánceres. Estimula los eicosanoides buenos, los cuales son inmunoinflamatorios que reducen la inflamación y la proliferación de células cancerosas. Algunos estudios en animales han demostrado que el aceite de pescado puede bloquear el crecimiento y las metástasis de tumores.[4]

EL ACEITE DE PESCADO SE CONSIGUE EN FORMA DE SUPLEMENTO

Tenga la certeza que Jesús obtenía su dosis diaria de aceite de pescado de la amplia variedad de peces que tuvo en su dieta. Nosotros tenemos la opción de obtener los beneficios del aceite de pescado directamente de los peces o de suplementos. El aceite de pescado se consigue con facilidad en cápsulas o en formas líquidas de aceite de hígado de bacalao.

Creo que la opción más sana es tomar cápsulas de aceite de pescado y comer pescado grasoso algunas veces por semana. Tomar de dos a cuatro cápsulas diarias equivale en ácidos grasos a comer pescados ricos en omega-3 (salmón, macarela, arenque, sardinas) dos o tres veces por semana. Una sola cápsula de aceite de pescado contiene cerca de 180 mg. de EPA y 120 de DHA. Si usted tiene alguna de las enfermedades que los aceites omega-3 enfrenta, le recomiendo que tome más cápsulas.

Al escoger cápsulas de aceite de pescado, prefiera siempre las que sean más claras en color y que contengan vitamina E para evitar que se vuelvan rancias. Personalmente mastico mis cápsulas de aceite de pescado para asegurarme que sean frescas. Si una cápsula tiene un fuerte olor fétido, lo más seguro es que esté rancia y no se deba consumir. Siempre recomiendo que guarde en el refrigerador las botellas de cápsulas de aceite de pescado después de abrirlas.

PAUTAS PARA COMPRAR Y PREPARAR PESCADO FRESCO

La pauta más importante para comprar pescado es asegurarse que venga de aguas puras.

El profeta Ezequiel declara que habrá un día en que las aguas del Mar Muerto tendrán peces. Me parece interesante que la profecía de Ezequiel se relacione con una fuente abundante de agua pura tan profunda, que formaba un «río que no se podía pasar». La profecía declara:

> Toda alma viviente que nadare por dondequiera que entraren estos dos ríos, vivirá; y habrá muchísimos peces por haber entrado allá estas aguas, y recibirán sanidad; y vivirá todo lo que entrare en este río. Y junto a él estarán los pescadores, y desde En-gadi hasta En-eglaim será su tendedero de redes; y por sus especies serán los peces tan numerosos como los peces del Mar Grande (Ezequiel 47.9-10).

Los pescadores han sabido por siglos que la calidad y cantidad de pescado que atrapan está en proporción directa a la pureza de las aguas en que los peces desovan y pasan sus vidas.

Una de las reglas más importantes que se debe saber en la compra de pescado es dónde se ha atrapado. El salmón criado en granjas o estanques tiene un riesgo mayor de estar contaminado con desechos industriales si se cultiva cerca de zonas industrializadas. Tanto el pescado de los Grandes Lagos como el de agua dulce se pudieron haber criado en aguas contaminadas o cerca de zonas industrializadas de la nación. Es muy probable que otros pescados como peces espada, atunes y lucios contengan contaminantes solubles en grasa, como pesticidas, PCBs y mercurio.

Por desgracia, incluso pescados ricos en grasa como pompano, macarela, salmón y arenque (si se atrapan en aguas contaminadas como las del noreste) pueden albergar contaminantes solubles en grasa como pesticidas, PCBs y mercurio. Sin embargo, el alto contenido de grasa en ellos en realidad hace que acumulen más toxinas. Los pescados bajos en grasa como lenguado y platija tienen por lo general menos contaminantes, como los de los peces criados en regiones limpias del Pacífico norte. El salmón que se saca de la costa de Alaska es menos probable que esté contaminado por desechos industriales y PCB, que el salmón del Atlántico norte.

Las aguas de México, Argentina y Chile son muy puras, así como los mares que rodean a Nueva Zelanda e Islandia.

Usted también debe saber que el pescado cultivado en «granjas piscícolas» tiene a menudo más bajos niveles de ácidos grasos omega-3. El salmón de agua fría se alimenta de algas, plancton, camarón antártico y otros alimentos ricos en ácidos grasos omega-3. En algunas granjas dan de comer a sus peces estos alimentos ricos en omega-3; en otras no.

No coma pescado crudo

Se debe evitar el pescado crudo. Este contiene tenias y otros parásitos, que no mueren al salar o ahumar el pescado. Es importante cocinar adecuadamente el pescado para destruir cualquier parásito que pueda haber en su carne.

Mire los ojos

Cuando compre pescado en el supermercado escoja siempre que le sea posible pescado entero y descamado. Mire primero los ojos del pescado. Deben ser brillantes, como vivos y pronunciados, además de firmes y claros. Luego observe las escamas… deben ser brillantes. Toque el pescado. Si al hacerlo la carne queda hundida, no lo compre; la carne debe volver a su posición después de tocarla. Las branquias deben ser firmes y rosadas. Finalmente huela el pescado. Si huele «a pescado», no lo compre. El pescado fresco casi no tiene olor.[5] (Usted puede pedirle al carnicero que le quite la cabeza al pescado, lo deshuese y le quite las escamas mientras usted hace otras compras.)

El pescado se debe refrigerar inmediatamente después de comprado, y no se debe guardar por más de un mes si está congelado.

No fría el pescado. Al freírlo se anulan los beneficiosos efectos de los ácidos grasos omega-3. Puede asarlo en una parrilla que no tenga carbón, hornearlo, guisarlo o cocerlo a fuego lento.

Pruebe distintas clases de pescado. Existe una gran variedad de sabores, algo que alguien se da cuenta sólo si lo come asado, horneado, guisado o cocido a fuego lento, porque al freírlo se oculta su sabor.

¿QUÉ COMERÍA JESÚS?

Jesús comía una gran variedad de especies limpias y frescas de pescado, probablemente a diario. Se benefició de los ácidos grasos esenciales que provee el pescado. Lo más seguro es que lo comía asado, al horno, guisado y cocido a fuego lento.

Podemos seguir el ejemplo de Jesús agregando más pescado a nuestra dieta y tomando suplementos de pescado. Debemos asegurarnos que nuestro pescado venga de aguas no contaminadas, que sea fresco, y que lo guardemos y cocinemos de modo que mantenga el máximo beneficio nutritivo.

CAPÍTULO CUATRO

LAS CARNES QUE JESÚS COMÍA

ES PROBABLE QUE LA MAYORÍA DE LOS MAYORES DE treinta años conozcamos la frase que se popularizó hace años de un comercial de televisión para un restaurante de comida rápida: «¿Dónde está la carne?»

A la luz de nuestro análisis acerca de «la manera de comer de Jesús», la respuesta a la pregunta del párrafo anterior es que la carne en la época de Jesús era escasa y de clase diferente a la que hoy día se encuentra en las hamburguesas de comida rápida. La carne roja simplemente no abundaba en la dieta judía.

La carne roja era casi siempre una especialidad alimenticia reservada para fiestas, bodas, festivales, banquetes y festividades. Anualmente se mataban corderos para guardar la fiesta de la Pascua.

En la historia del hijo pródigo, el padre estaba tan eufórico ante el regreso de su hijo, que dijo a sus siervos: «Traed el becerro gordo, y matadlo, y comamos y hagamos fiesta» (Lucas 15.23).

Las familias adineradas alimentaban rutinariamente animales específicos con anticipación a fiestas venideras y días de sacrificio. Tales animales también se guardaban para el caso de que un «ángel desprevenido» apareciera y solicitara alimento. Esta costumbre venía de la comprensión judía de un suceso ocurrido en la vida de Abraham.

Un día en que Abraham estaba sentado en su tienda al calor del día miró hacia arriba y vio tres hombres que se acercaban. Salió a su encuentro y los invitó a su tienda.

Abraham ordenó que fueran lavados los pies de sus invitados. Les dio un bocado de pan y le dijo a Sara que cociera panes para ellos. Entonces, «corrió Abraham a las vacas, y tomó un becerro tierno y bueno, y lo dio al criado, y este se dio prisa a prepararlo» (Génesis 18.7). Luego tomó mantequilla, leche y el becerro que había preparado, y dispuso una comida delante de los visitantes.

Aconteció que estos visitantes fueron los que dijeron a Abraham que él concebiría un hijo en Sara al año siguiente. Ese hijo, Isaac, nació exactamente como ellos lo predijeron, aun cuando tanto Abraham como Sara habían pasado la edad normal para tener hijos.

¡En las generaciones siguientes el pueblo hebreo consideró sabio tener siempre un becerro gordo a la mano por si un visitante divino apareciera a la puerta!

¿COMÍA JESÚS CARNE ROJA?

Es muy probable que Jesús comiera carne de res, ya que sabemos que muchas personas celebraron su presencia en sus hogares, y también sabemos de las Escrituras que Él asistió a bodas, donde a menudo se incluía carne de res como comida de fiestas. Sin embargo, el consumo de carne no era una práctica diaria o semanal de Jesús.

En general no se cuidaba a los animales por su carne. Ovejas y cabras eran apreciadas como fuente de fibra, lana o pelo, y por supuesto de leche. El ganado se valoraba por su capacidad de soportar carga. Cuando se comía carne roja, lo más probable era que proviniera de un cordero o una cabra y no de una vaca o un buey.

Lo que sí sabemos con certeza acerca de la carne que Jesús comía es esto:

1. Jesús no comía cerdo o ninguna otra clase de carne impura.

2. Jesús no comía grosura.

3. Jesús no consumía la sangre de animales sacrificados.

4. Jesús comía carne en pequeñas cantidades.

EL PROBLEMA CON EL CERDO

Muchas personas declaran hoy día que el consumo de carne de cerdo es seguro en tiempos modernos. Falso. Los chanchos comen enormes cantidades de alimentos, lo cual diluye el ácido clorhídrico en sus estómagos. Esto a su vez permite que su carne absorba toxinas, virus, parásitos y bacterias. Además de glotones, los cochinos también son animales sumamente sucios. Comen basura, excrementos y hasta carne podrida. Todo esto por lo general se vuelve parte de su propia carne. Estos animales en realidad albergan parásitos, entre ellos triquina, tenia y toxoplasmosis.

Si se le deja solo con grandes cantidades de comida, un cerdo prácticamente come hasta morir. No tiene un botón de parada cuando de comer se trata. Los cerdos son análogos a los glotones; en otras palabras, el cerdo es al mundo animal lo que el glotón a la humanidad. El chancho es una de las criaturas que Dios aparentemente quiso que fueran limpiadores de toxinas del planeta. ¡Lo que estos animales consumen es en gran medida lo que nosotros no debemos consumir!

Los parásitos mueren al cocinar la carne de puerco a temperaturas de ciento veinte grados centígrados o más, pero es necesario observar que la parte central de los bistés o chuletas de cerdo se debe calentar a esas temperaturas o los parásitos no morirán. Esto a menudo no ocurre.

La triquinosis es una enfermedad que se puede contraer de carne de cerdo no cocinada del todo. Los síntomas principales de esta enfermedad son dolores y padecimientos musculares, hinchazón de músculos infectados, dolor de cabeza, fiebre, y en ocasiones alteraciones gastrointestinales.

En Marcos 5 encontramos la historia de un hombre endemoniado que vivía en la región de los gadarenos, un área dominada por los romanos. Cuando Jesús encontró a este hombre le pidió a los demonios que dijeran sus nombres; los demonios hablaron por la boca del hombre, diciendo: «Legión, porque somos muchos».

Un enorme hato de cerdos pacía cerca de las montañas, y los demonios rogaron a Jesús: «Envíanos a los cerdos para que entremos en ellos» (v. 12). El Señor lo permitió, y los demonios entraron en los chanchos. Al instante el hato se precipitó al mar por un acantilado y todos los animales se ahogaron.

Si los cerdos hubieran sido animales puros, Jesús no habría permitido que los demonios entraran en ellos. ¡Al enviar los demonios dentro de los cerdos simplemente estaba haciendo más impura la carne impura!

Además, en esta región romana, donde los festivales a los dioses romanos eran ocurrencias cotidianas, de rutina se sacrificaba ganado a los «dioses de arriba», y se sacrificaban cerdos a los «dioses de abajo». Jesús sabía que los chanchos estaban destinados a ser sacrificados al diablo, y sencillamente aceleró a los demonios en su camino de regreso al infierno.

Además de las enfermedades que con regularidad transmiten los cerdos, su carne también es muy grasosa. Las toxinas en ella se encuentran especialmente en la grasa, la cual no está separada de la carne como ocurre con la carne magra de res; al contrario, la grasa de chancho está distribuida por toda la carne. Los productos de carne de cerdo, como salchichas, tocino y fiambres, tienen a menudo un elevado contenido de grasa. ¡Esta sola razón es causa suficiente para evitar el consumo de carne de cerdo!

Recomiendo con mucha firmeza que usted evite carnes muy procesadas, como perros calientes, salchichas ahumadas, embutidos, fiambres, hamburguesas, tocino y demás productos cárnicos empacados.

Por lo general, las salchichas de perros calientes (embutidos) se hacen de desperdicios de carne, y muchas incluso tienen cabellos de animal como parte de esos desperdicios. Son muy procesadas, muy ricas en grasa, y generalmente se les agregan nitritos y nitratos como parte del proceso de curación. Estas sustancias se convierten en nitrosaminas en el tracto digestivo del cuerpo humano, y las nitrosaminas están asociadas con el riesgo de cáncer.

EL PROBLEMA DE LA GRASA EN LA CARNE

Como observé brevemente en un capítulo anterior, uno de los mandamientos estrictos relacionados con la grasa se encuentra en Levítico 3.16-17:

> Toda la grosura es de Jehová. Estatuto perpetuo será por vuestras edades, dondequiera que habitéis, que ninguna grosura ni ninguna sangre comeréis.

Más adelante, en el mismo libro de Levítico, encontramos esta regulación:

> Habla a los hijos de Israel, diciendo: Ninguna grosura de buey ni de cordero ni de cabra comeréis. La grosura de animal muerto, y la grosura del que fue despedazado por fieras, se dispondrá para cualquier otro uso, mas no la comeréis. Porque cualquiera que comiere grosura de animal, del cual se ofrece a Jehová ofrenda encendida, la persona que lo comiere será cortada de entre su pueblo (7.23-25).

El Señor prohíbe claramente el consumo de toda clase de grosura. Aquí no se refiere a plantas ni a las grasas que se encuentran en el pescado, sino a la grasa de animales declarados puros para sacrificarlos al Señor. Se refiere a la que hoy día llamamos «grasa estomacal», que rodea los riñones y los intestinos. Esta grasa se quemaba como parte de sacrificios ofrecidos en el tabernáculo y el templo. La regulación no se refiere a las vetas de grasa dentro de las carnes puras, como la de res.

Toda grasa animal es saturada: se le ha vinculado muy estrechamente con colesterol alto y enfermedades cardíacas. El típico estadounidense come tres hamburguesas por semana, además de otras formas de carne roja. La carne que comemos es rica en grasa saturada, la cual produce colesterol alto, triglicéridos altos y finalmente enfermedades cardiovasculares.

No se nos menciona en absoluto que Jesús se sentara ante una cena de churrasco jugoso, o que asara al fuego una hamburguesa grasosa para ponerla entre dos pedazos de pan árabe. Pero sí leemos que se sentara ante cenas de pescado y pan. Debemos ser sabios y seguir ese ejemplo.

Recomiendo que una persona coma tan poca grasa animal o láctea como le sea posible. Cuando coma carne, sáquele cualquier grasa visible antes de cocinarla. Lo mismo se aplica a la grasa y la piel de pollo.

Valor de las carnes de granja

Debemos reconocer que el ganado de hoy día no es como el de los tiempos bíblicos. Prácticamente todos los animales puros sacrificados para el consumo en los tiempos bíblicos pastaban sobre la hierba en campos abiertos. La tendencia moderna es hacer que pasen gran parte de sus vidas en grandes corrales alimentadores, donde están apiñados y se alimentan de enormes cantidades de granos. Un clásico novillo consume más de mil trescientos kilos de granos para ganar más o menos ciento ochenta kilos. Por lo general al ganado de carne se le mata a los tres años de edad, y las terneras a los seis meses de edad. La vida de estos animales destinados al sacrificio es muy simple: pararse y comer día tras día. A muchos animales se les implantan esteroides anabólicos en las orejas para ayudarles a engordar. A algunos les dan hormonas bovinas de crecimiento para que crezcan más. Es común incluir antibióticos en la alimentación para que los animales no se infecten, porque los corrales están tan atestados, que cualquier enfermedad bacteriana se extiende con mucha rapidez.

En 1991 los centros para el control de enfermedades (CCE) dieron a conocer estadísticas sorprendentes: aproximadamente la mitad de los siete millones de kilos de antibióticos que se producen cada año en Estados Unidos se utilizan para tratar ganado y aves de corral.

Si usted decide comer carne roja, escoja cortes muy magros de carne de granja. Limite su consumo de carnes rojas a sólo una vez por semana, o quizás una vez al mes, y consuma una ración de cuatro onzas o menos.

El ganado de granja tiene más bajo contenido de grasa en su carne porque se ejercita al caminar y alimentarse en campo abierto. En otras palabras, no está encerrado en pequeños establos o en corrales atestados. La carne de res de granja no tiene la sobreabundancia de pesticidas, antibióticos u hormonas con que generalmente se alimentan los animales criados en corrales.

Muchas grandes cadenas de tiendas de comestibles ofrecen ahora carnes de reses de granja. Usted pagará mayor precio, pero su salud lo vale.

ENFERMEDADES ASOCIADAS CON LA CARNE ROJA

Al tomar nuestras decisiones alimentarias también debemos estar conscientes de las enfermedades que se asocian con la carne roja. Según los CCE, ¡los patógenos que portan los alimentos ocasionan aproximadamente setenta y seis millones de enfermos y cinco mil muertes al año en Estados Unidos! Por desgracia, la causa de muchas de estas dolencias es la contaminación de la carne por bacterias que vienen de los propios tractos intestinales de los animales. También es muy común la contaminación fecal de carnes rojas y aves de corral.

La mortal E. coli

La peor infección bacteriana es la posiblemente mortal bacteria *E. coli* 0157:H7. La bacteria *E. coli* por lo general es benigna, pero esta forma mutada tiene propiedades fatales. Se la identificó y aisló por primera vez en 1982. Esta mortífera deformación de la bacteria entra en las provisiones de alimentos estadounidenses a través de los mataderos, y casi siempre está asociada con la carne de res, en especial las hamburguesas. La bacteria se desarrolla cuando de la piel caen pedazos de estiércol y suciedad en la carne mientras se retira la piel. Si cae materia fecal o el contenido del tracto intestinal en la carne, esta se debe lavar con abundante agua para quitarle la contaminación. Lamentablemente esto no ocurre a menudo. Los científicos creen que esta particular deformación mortal de *E. coli* mutó debido al abuso de antibióticos en el ganado moderno.

Quizás el brote más notorio de *E. coli* 0157:H7 ocurrió en enero de 1993, cuando muchos niños ingresaron a un hospital en Seattle, Washington, con diarrea de sangre. Los funcionarios de salubridad rastrearon pronto el brote de alimentos envenenados hasta hamburguesas mal cocidas que servían en varios restaurantes de comida rápida. Finalmente separaron la bacteria *E. coli* 0157:H7. Con todo, más de setecientas personas en cuatro estados desarrollaron venenos de alimentos, más de doscientos fueron hospitalizados, y cuatro murieron.

Los primeros síntomas de *E. coli* 0157:H7 son similares a los de la gripe. Sin embargo, si la infección es grave, se desarrolla vómito severo, diarrea y finalmente diarrea de sangre. Una poderosa toxina llamada «shiga» ataca las paredes de los intestinos. Esta toxina entra al torrente sanguíneo más o menos en cinco por ciento de los casos, ocasionando síndrome urémico hemolítico, el cual finalmente puede paralizar los riñones y otros órganos vitales, con sangrado interno que con el tiempo causa destrucción de órganos vitales.

Los niños pequeños y los ancianos son especialmente susceptibles a la *E. coli* 0157:H7. En la intoxicación por alimentos envenenados, antes de enfermar una persona por lo general tiende a consumir bastante cantidad de bacteria (aproximadamente un millón de organismos). Sin embargo, sólo cinco organismos de *E. coli* 0157:H7 pueden causar una infección.

La mejor protección contra la *E. coli* 0157:H7 es cocinar abundantemente la carne de res molida y todos los demás tipos de carne roja. La carne de res, cordero y cerdo (si usted insiste en comer esta última) siempre se debe cocinar a una temperatura interior de al menos ciento veinte grados centígrados. Nunca se debe utilizar el mismo cuchillo para cortar carne y luego verduras, frutas u otros alimentos; esto lleva rápidamente al cruce de contaminación. Un caso así ocurrió en Milwaukee en el verano del 2000. Más de quinientas personas se enfermaron, con sesenta y dos casos confirmados de *E. coli* 0157:H7. El brote mató a una niña de tres años que había comido sandía en un restaurante (la fruta aparentemente se había salpicado del jugo de carne molida contaminada con *E. coli* 0157:H7).

Según CCE, aproximadamente setenta y tres mil personas al año se enferman con *E. coli* 0157:H7, y sesenta mueren por esta bacteria. No obstante, la *E. coli* 0157:H7 no existe cuando la carne ha sido sacrificada según las estrictas costumbres judías.

Enfermedad de las vacas locas

Aun más inquietante que la *E. coli* 0157:H7 es la enfermedad de las vacas locas. Este mal apareció primero en Gran Bretaña a mediados de la década de los ochenta, y desde entonces se ha extendido a Francia, Alemania, España, Suiza, Portugal, Bélgica, Dinamarca, Italia, Países Bajos e Irlanda. Se ha encontrado en quince países de Europa y el Oriente Medio, y al menos un caso se ha reportado en Canadá.

La enfermedad de las vacas locas se conoce técnicamente como encelopatía espongiforme bovina (EEB). Este es un mal infeccioso e incurable que ataca el cerebro y el sistema nervioso del ganado. Los cerebros de animales infectados se vuelven esponjosos y llenos de orificios, de ahí el nombre «espongiforme». Los animales con esta enfermedad manifiestan primero síntomas de pataleo o tembladera, o movimientos trembleques o espásticos. A veces una vaca se cae al suelo temblando y mugiendo.

La enfermedad de las vacas locas es principalmente el resultado de prácticas de mala alimentación del ganado. Cuando se mata al ganado, parte de los restos se usa para hacer alimento bovino. El ganado es herbívoro, pero los mataderos decidieron que sesos, huesos, sangre y otras partes sobrantes de animales sacrificados se podían agregar al alimento bovino, con el fin de alimentar ganado en corrales de alimentación, y de este modo hacer que crezca más y más rápidamente. En Gran Bretaña, los restos de ganado enfermo se mezclaban con la comida, permitiendo que el mal se desarrollara y extendiera con rapidez. La enfermedad de las vacas locas no la causan virus, bacterias o parásitos; más bien la causa un agente o proteína infecciosa no convencional llamada *prión*. ¡Simplemente el ganado herbívoro no fue creado para consumir productos cárnicos!

Cuando las ovejas desarrollan una enfermedad ocasionada por priones, el nombre del mal es *scrapie* (tembladera del cordero). Ese nombre se le dio por primera vez porque las ovejas infectadas desarrollaban el hábito de restregarse contra cualquier cosa que hallaran, incluyendo alambre de púas. Muchos animales literalmente «se raspaban» hasta morir.

En los seres humanos la enfermedad de las vacas locas se llama síndrome de Creutzfeldt-Jakob (CJD, siglas en inglés). Los seres humanos contraen la enfermedad al consumir las contagiosas proteínas de ganado u ovejas infectadas.

En la enfermedad de las vacas locas, scrapie y CJD, el patrón de sesos esponjosos se manifiesta como priones que matan células cerebrales, produciendo orificios en el tejido cerebral.

Los priones no se pueden destruir, a menos que se calienten a más de quinientos grados centígrados, un grado de calor que prácticamente no se usa para ningún propósito. Por tanto, cuando las células cerebrales son infectadas por priones, el resultado es casi seguramente mortal. No existe cura… nada se puede hacer para quitar los priones de los cuerpos de ganado, ovejas o seres humanos.

EVL o enfermedad de las vacas locas, scrapie en ovejas, kuru en Nueva Guinea, y CJD en el mundo oriental, todas ellas afectan la misma parte del cerebro y son esencialmente la misma enfermedad, sea en hombres o animales. Los científicos descubrieron en la década de los cuarenta que muchas personas de una tribu en Nueva Guinea morían de una misteriosa enfermedad cerebral llamada «kuru» (escalofrío). La costumbre nativa en esta tribu incluía canibalismo, mediante el cual cocinaban y comían médula ósea, vísceras y cerebros. Los nativos de esta tribu se comían sus parientes cuando morían, con la esperanza de obtener su fortaleza mental y física. El kuru se limitaba geográficamente a Nueva Guinea. CJD es el mismo proceso de enfermedad que el kuru; sin embargo, no está limitado geográficamente y se ha reportado en más de cincuenta naciones en todo el mundo.

El primer caso humano de esta enfermedad en Europa se diagnosticó en Gran Bretaña en 1996. Desde entonces en Europa han muerto noventa y dos personas del mal de las vacas locas: ochenta y ocho en Gran Bretaña, tres en Francia y una en Irlanda. El Ministerio Estadounidense de Agricultura (USDA, siglas en inglés) ha prohibido la importación de animales y productos animales de Gran Bretaña desde 1990, y de toda Europa desde 1997. La USDA también se ha embarcado en un programa de vigilancia para examinar animales de alto riesgo.

En Francia se examinan más de cuarenta mil vacas por semana, según Michael Hanson, quien estudia enfermedades de prión en el Instituto de Política de Consumo. Pero de los treinta y seis millones de cabezas de ganado en Estados Unidos sólo se examinan dos mil cerebros por año. Los exámenes se realizan después de extraer los sesos de la vaca para poderlos examinar bajo un microscopio. Por lo general el examen tarda diez días, lo cual significa que el cuerpo del animal ya se ha consumido. En Europa se llevan a cabo los exámenes en sólo cuatro horas.

Los examinadores europeos han encontrado enfermedad por prión hasta en ganado que parecía sano. Eso es particularmente problemático.[1]

Aun cuando en Gran Bretaña parece disminuir la enfermedad de las vacas locas en el ganado, aumenta la cantidad de personas a las que se diagnostica la variante CJD. El mal generalmente tarda años en desarrollarse, por lo que podríamos estar sólo viendo la punta de un iceberg.

Las leyes dietéticas dadas por Dios hace miles de años son diametralmente opuestas a alimentar el ganado con partes y sangre de animales. ¡En tiempos bíblicos los animales nunca tenían enfermedades mortales como la de las vacas locas! Los animales enfermos se podían identificar y sacar rápidamente de la manada o el rebaño. Esta enfermedad se ha producido porque el hombre ha tratado de forzar las prácticas de alimentación natural de los animales.

LA CARNE KOSHER CONTRA LA CARNE REGULAR

Upton Sinclair escribió en 1906 *The Jungle* [La Selva], un libro que describía las prácticas de la industria empacadora de carnes que amenazaba la salud de los consumidores. El libro captó la atención del presidente Theodore Roosevelt, quien entonces jugó un papel decisivo en la aprobación de leyes que exigían inspección federal de toda carne vendida por medio del comercio interestatal. Se exigió a la industria empacadora de carnes que se hiciera cargo de limpiar su propia industria.

La tasa típica de sacrificios a principios de la primera década del siglo veinte era más o menos cincuenta reses por hora. ¡La tasa en algunas de las plantas más nuevas es casi cuatrocientas cabezas de ganado por hora! La mayoría de plantas sacrifican más de trescientas reses cada hora de trabajo en la semana. Como nación estamos consumiendo más carne de res per cápita de lo que cualquiera en la antigua Israel pudo haber imaginado.

Según la USDA, en 1991 se sacrificaron 37.642.000 cabezas de ganado. Tal vez una nueva noticia es que en los gráficos de 1991 se averiguó que los estadounidenses estaban comiendo menos carne de res que quince años antes. El consumo anual de carne en 1976 era más o menos cuarenta y cinco kilos por persona. En 1991 el estadounidense común comía sólo treinta y un kilos de carne de res por año.[2] Aun así, ¡treinta y un kilos es más de una libra semanal de hamburguesa por persona en promedio! Muchos estadounidenses comen más de eso.

El proceso habitual de la carne de res

Muy pocas personas que conozco comprenden los procedimientos de un matadero. Sin embargo, es importante que los comprendamos si de veras queremos comer como lo hacía Jesús. Paso a darle una breve perspectiva general.

En nuestros mataderos modernos se necesitan veinticinco minutos para transformar un buey vivo en bistés y hamburguesas. Trabajar en un matadero es uno de los empleos más peligrosos en la nación, con un índice de daños físicos aproximadamente tres veces más alto que el de una típica fábrica industrial. Las líneas de producción se han acelerado para aumentar el volumen de producción y, por consiguiente, la rentabilidad.

En un clásico matadero moderno el ganado entra por un angosto pasadizo en fila india hasta llegar donde está el «tirador». Este es un trabajador que dispara una pistola de rayos con una vara retráctil de metal en la frente del buey. El disparo debe ser preciso para dejar inconsciente al animal. El porcentaje de fallas es elevado entre muchas plantas de carne de res que utilizan este tipo de pistola. En realidad sólo treinta y seis por ciento de los mataderos que la usan obtienen un porcentaje aceptable, lo cual significa que el ganado queda inconsciente con un solo disparo al menos noventa y cinco por ciento de las veces. En muchas ocasiones un animal debe recibir un segundo o tercer disparo con una pistola de rayos.

Cuando el buey cae, una de sus patas traseras se ata a una cadena que lo eleva en el aire, donde queda listo para ser desangrado y carneado por obreros en la línea de producción. Un trabajador utiliza un cuchillo largo para hundirlo en la nuca del buey y cortar las arterias carótidas. El cuchillo largo debe dar en el sitio exacto para matar al animal de manera humanitaria. A menudo los animales despiertan (puesto que no los dejaron inconscientes de veras) y comienzan a mover la cabeza o a retorcerse y arquear los lomos; otras veces, los obreros utilizan cuchillos sin filo debido a sus cuotas de producción. Es posible que un animal recorra la línea de producción durante siete minutos y aun estar vivo. Algunos en realidad están vivos incluso mientras les quitan la piel.[3]

Los animales se despellejan y se desmiembran a pocos minutos de haberles cortado la garganta, y puesto que algunos viven todavía en este punto del proceso, prácticamente se les mata «a pedazos». El temor y el dolor en animales aún vivos producen hormonas que pueden dañar la carne. Además el temor en un animal todavía vivo hace que los músculos se contraigan y las arterias se estrechen; esto permite que la sangre permanezca en sus tejidos y en su carne.

¡Seguramente es cierto el dicho «si los mataderos se hicieran de vidrio, todos seríamos vegetarianos»!

La matanza bíblica

El sacrificio de animales en la Biblia era muy diferente del que se usa hoy día. Primero, los animales no se mataban en ninguna clase de «planta de procesamiento». No había el concepto de cadena de montaje. Deuteronomio 12.21 describe el procedimiento común para seleccionar un animal de una manada o rebaño: «Podrás matar de tus vacas y de tus ovejas que Jehová te hubiere dado».

Al método de matanza en realidad se le conoce como el *shehitah*. Los judíos consideran que fue dado a Moisés como parte del «Torá oral»: Ley verbal que el Señor dio a Moisés en el Monte Sinaí. Moisés reveló esta ley oral a los líderes religiosos de Israel, quienes a su vez lo transmitieron de generación en generación por palabra hablada. El Torá oral se escribió finalmente como parte del Talmud en el siglo segundo.

La intención del método *shehitah* de matar era infligir la menor cantidad de dolor a un animal, y que como resultado se pudiera extraer la mayor cantidad de sangre. La garganta del animal se debe cortar rápidamente con un corte de un lado a otro. El movimiento buscaba usar sólo una fracción de segundo, y como resultado se cortaba la tráquea, el esófago, dos nervios vagos, ambas arterias carótidas, y la vena yugular. La hoja del cuchillo debía ser adecuadamente larga y se debía mantener sumamente afilada y libre de cualquier mella o irregularidad.

La nuca de un animal debía estar limpia y libre de barro, piedrecillas, sucio y arena antes de ser sacrificado. El corte se debía hacer sin vacilación alguna, con un golpe continuo y sin aplicar presión alguna; el filo de la hoja hacía el corte.

Después de hecho el corte, el matador, a quien llamaban el *shochet*, debía examinarlo para asegurarse que la tráquea y el esófago se habían cortado adecuada y abundantemente. El proceso requiere gran habilidad y destreza… se debía hacer con piedad y respeto por el hecho que Dios había creado el animal que se estaba matando. Los matadores debían pasar un rígido examen y ser certificados por las autoridades rabínicas.

Si no se seguía alguno de estos procedimientos, la carne se consideraba no apta para el consumo.

Después de la matanza se examinaban los pulmones y otros órganos internos del animal. Los animales que se habían herido en una caída, que otros animales salvajes habían desgarrado, o que estaban envenenados, generalmente tenían un defecto en sus órganos internos. Tales animales se consideraban no aptos para el consumo.

Al usar este método bíblico ningún animal sufría más de lo necesario. No se liberaban hormonas peligrosas en los tejidos y en la carne. Se drenaba la máxima cantidad de sangre.

¿Y las terneras qué?

En la crianza de becerros en los Estados Unidos de hoy generalmente se deja mamar a la ternera sólo uno o dos días antes de separarla de la madre. Luego se la encierra en un pequeño compartimiento y se la pone en una dieta rica en calorías ausente en hierro; esto la mantiene anémica y da como resultado el color pálido y la tierna textura de su carne. Se usan antibióticos para evitar que la ternera se enferme. Muchas desarrollan adhesiones en los pulmones. Con seguridad que no pasarían la prueba de un *shochet*.

A LA CARNE KOSHER SE LE DRENA LA SANGRE

Como observamos antes, la ley levítica prohíbe comer sangre, aunque provenga de animales puros. Levítico 7.26-27 dice: «Ninguna sangre comeréis en ningún lugar en donde habitéis, ni de aves ni de bestias. Cualquiera persona que comiere de alguna sangre, la tal persona será cortada de entre su pueblo».

A la carne kosher se le ha vaciado por completo toda la sangre. ¿Con qué exactitud se debía hacer esto? Se usaban dos métodos.

El primer método de extracción de sangre es «remojar y salar». Este procedimiento es en realidad el que define la palabra *kosher*. En este proceso la carne se lava a fondo con agua fría corriente, luego se sumerge en agua fría por treinta minutos. Después del remojo se cubre por todos lados con una capa mediana de sal gruesa, lo cual ayuda a absorber sangre de la carne. La carne se pone en una superficie inclinada para que drene la sangre. Se mantiene en sal por una hora, y luego se enjuaga otra vez a fondo con agua corriente. La carne se enjuaga muy bien tres veces, o tiene que pasar tres veces por enjuagues, cada vez en agua limpia. El triple enjuague y remojo saca toda sal y sangre.[4]

El otro método de drenar la sangre es asar a la parrilla. En este método la carne cruda se lava a fondo y se sala ligeramente. Luego se coloca en una parrilla y se asa. Este método permite que la sangre drene siempre a medida que la carne se cocina. Se le puede dar vuelta para que se ase de modo uniforme. Después de asada, la carne se enjuaga con agua fría para lavar cualquier residuo de sangre que podría quedar en su superficie.

Muchos supermercados ofrecen carne kosher. Repito que el precio podría ser un poco más alto, pero su salud lo vale.

EL PROBLEMA DE LA GLOTONERÍA

La glotonería no es sólo comer enormes cantidades de comida. Desde un punto de vista bíblico también involucra comer alimentos de mala clase.

Leemos en Proverbios 23.1-3:

> Cuando te sientes a comer con algún señor,
> Considera bien lo que está delante de ti,
> Y pon cuchillo a tu garganta,
> Si tienes gran apetito.
> No codicies sus manjares delicados,
> Porque es pan engañoso.

Los alimentos del rico se describen en varios lugares de la Biblia como «delicados». Estos eran productos ricos en grasa, e incluían grosura de carne.

Comer carne en la Biblia regularmente se asocia con glotonería. Por ejemplo, la provisión diaria de carne en la corte del rey

Salomón incluía «diez bueyes gordos, veinte bueyes de pasto y cien ovejas; sin los ciervos, gacelas, corzos y aves gordas» (1 Reyes 4.23). Este volumen de carne era considerado excesivo por quienes escribieron acerca de Salomón. La carne era una señal de haber sobrecargado la productividad de la tierra para sus propósitos políticos y lujo personal.

La Biblia toma una firme posición contra la glotonería (práctica rutinaria de comer en exceso):

> Oye, hijo mío, y sé sabio,
> Y endereza tu corazón al camino.
> No estés con los bebedores de vino,
> Ni con los comedores de carne;
> Porque el bebedor y el comilón empobrecerán,
> Y el sueño hará vestir vestidos rotos.

El castigo por la glotonería en la Ley de Moisés es grave. La bebida en exceso y la glotonería eran distintivos de alguien «contumaz y rebelde» (Deuteronomio 21.20). Debido a esto, ¡el castigo para los tercos y rebeldes era la muerte a pedradas! (v. 21).

En toda su historia, los judíos han relacionado a quienes comían y bebían en exceso con pueblos egoístas, caprichosos, e indisciplinados. Estas características de carácter son opuestas a las cualidades piadosas del carácter con compostura, dominio propio y generosidad hacia los demás.

Glotonería en el desierto

En Números 11 encontramos una interesante historia acerca de los hijos de Israel. Cuando vagaban por el desierto se quejaron y murmuraron por su provisión diaria de maná. Números 11.4 nos dice que la multitud exclamó: «¡Quién nos diera a comer carne!» Esta inquietud surgió porque era un «pueblo codicioso».

Así respondió Dios a la codicia del pueblo:

> Vino un viento de Jehová, y trajo codornices del mar, y las
> dejó sobre el campamento, un día de camino a un lado, y un

día de camino al otro, alrededor del campamento, y casi dos codos sobre la faz de la tierra. Entonces el pueblo estuvo levantado todo aquel día y toda la noche, y todo el día siguiente, y recogieron codornices; el que menos, recogió diez montones; y las tendieron para sí a lo largo alrededor del campamento. Aún estaba la carne entre los dientes de ellos, antes que fuese masticada, cuando la ira de Jehová se encendió en el pueblo, e hirió Jehová al pueblo con una plaga muy grande. Y llamó el nombre de aquel lugar Kibrot-hataava, por cuanto allí sepultaron al pueblo codicioso (vv. 31-34).

Observe que quien menos cantidad de codornices tuvo, recogió diez montones, ¡que equivalían a más de seiscientos kilos de codornices!

El claro mensaje de este pasaje no es que la gente murió debido a que comió aves, sino a que tenía un espíritu de glotonería, y a que era un «pueblo codicioso».

CUATRO ASPECTOS QUE DEBEMOS SABER

Si se ha de comer carne roja, sugiero firmemente a mis pacientes y clientes que hagan lo siguiente:

1. Reduzca el consumo de proteína animal. Coma porciones más pequeñas de carne roja al mes.

2. Asegúrese que a toda la carne roja que coma se le haya extraído la grasa. Prefiera carne «extra magra» y «alimentada en el campo», y si es posible escoja carne kosher.

3. Guarde su carne en la parte más fría de la refrigeradora, y úsela entre dos y cinco días de comprada. La carne molida y los embutidos se deben tirar a la basura después de dos días. Las carnes congeladas se deben descongelar en una refrigeradora o en un horno microondas.

4. Cocine carne molida a temperaturas de al menos ciento veinte grados centígrados. La carne cocida no se debe dejar fuera de la refrigeradora por más de dos horas. Si usted va a cocinar al aire libre o a hacer un picnic, asegúrese que se ponga en la refrigeradora lo más pronto posible cualquier hamburguesa que sobre. Si se dejan fuera algunas horas, ¡las bacterias se multiplican rápidamente! Asegúrese de recalentar a su temperatura adecuada todas las sobras que incluyan carne. Eso incluye calentar pizza a ciento veinte grados centígrados.[5]

AVES DE CORRAL Y HUEVOS

La Ley de Moisés dio instrucciones muy específicas acerca del consumo de aves:

> De las aves, estas tendréis en abominación; no se comerán, serán abominación: el águila, el quebrantahuesos, el azor, el gallinazo, el milano según su especie; todo cuervo según su especie; el avestruz, la lechuza, la gaviota, el gavilán según su especie; el búho, el somormujo, el ibis, el calamón, el pelícano, el buitre, la cigüeña, la garza según su especie, la abubilla y el murciélago (Levítico 11.13-19).

En Levítico se identifican veinticuatro clases de aves, principalmente de presa. En Deuteronomio 14.13-15 encontramos las frases «según su especie» y «según sus especies» asociadas con varias de las especies de aves, aunque no invalida la descripción de las aves prohibidas que se da.

Deuteronomio 14.20 declara: «Toda ave limpia podréis comer». Estas aves incluyen pollos, gansos, pavos, patos y palomas.[6]

En la época de Jesús los judíos consumían aves domésticas de corral como pollos, gansos, palomas, perdices, patos y codornices. No tenemos referencias específicas de que Jesús comiera aves de corral. Sin embargo, hizo referencia a gallinas y polluelos en una afirmación que registra Mateo 23.37:

¡Jerusalén, Jerusalén, que matas a los profetas, y apedreas a los que te son enviados! ¡Cuántas veces quise juntar a tus hijos, como la gallina junta sus polluelos debajo de las alas, y no quisiste!

Las leyes relacionadas con el sacrificio de carne roja también se aplicaban al de aves de corral. El desangramiento de la carne de aves se realizaba asando, enjuagando y salando.

EL PROBLEMA ACTUAL CON NUESTRAS AVES DE CORRAL

Hoy día a los pollos, como al ganado, generalmente se les dan esteroides, hormonas de crecimiento y antibióticos. Los pollos y los huevos son portadores de variedades de bacterias de salmonella, estafilococos y campilobacterias resistentes a los medicamentos. Estas son bacterias patógenas que se asocian comúnmente con alimentos envenenados.

Los pollos se albergan de rutina en condiciones de hacinamiento, donde pueden hacer muy poco ejercicio, y el resultado es una elevación en el contenido de grasa en la carne. Los pollos orgánicos de granja y los pollos kosher se crían principalmente sobre granos y pasto, y los mantienen libres de hormonas, antibióticos y pesticidas. Son considerablemente más bajos en grasa que los pollos criados en las «fábricas de pollos» de nuestra nación.

En 1992, el consumo de pollo sobrepasó al de carne de res en EE.UU.[7] El beneficio agregado a los estadounidenses es que un kilo de pollo cuesta ahora la mitad que uno de carne de res.

¿Y EL CONSUMO DE HUEVOS?

Los huevos también se consumían en los tiempos bíblicos. Su uso era en realidad bastante común en la época de Jesús.

Una de las preguntas más interesantes hechas en el libro de Job es esta: «¿Habrá gusto en la clara del huevo?» Quien habla continúa diciendo: «Las cosas que mi alma no quería tocar, son ahora mi alimento» (Job 6.6-7).

No obstante, Jesús dio a los huevos una luz más positiva. Los colocó en la categoría de buenas dádivas cuando enseñó:

> Pedid, y se os dará; buscad, y hallaréis; llamad, y se os abrirá ... ¿qué padre de vosotros, si su hijo le pide un huevo, le dará un escorpión? Pues si vosotros, siendo malos, sabéis dar buenas dádivas a vuestros hijos, ¿cuánto más vuestro Padre celestial dará el Espíritu Santo a los que se lo pidan? (Lucas 11.9, 11-13).

Los huevos se preparaban de varias maneras, entre ellas asados y fritos. Algunas personas cocinaban pescado bajo una capa de huevos.

Recomiendo que usted compre huevos de gallinas de granja. A las gallinas del campo, como dije antes, no se les dan hormonas, antibióticos o pesticidas, y por lo general se alimentan de pasto y granos, factores estos que realzan el valor nutritivo del huevo.

Si se halla una mancha de sangre en un huevo fertilizado, es posible que esa sea una señal de que se había empezado a formar un embrión de pollo. Los huevos que tienen manchas de sangre están prohibidos por las leyes de alimentos kosher.

Muchas personas evitan los huevos porque temen un problema con el colesterol. En realidad la yema del huevo es una de las mejores fuentes conocidas de *choline* o ácido cólico, el cual es la materia prima que el cuerpo usa en la producción de acetilcholine, uno de los más importantes neurotransmisores asociados con la función cerebral y la memoria. Además del ácido cólico, los huevos contienen ácido fólico, vitaminas del complejo B, antioxidantes y grasas no saturadas.

Lo que la mayoría de personas no comprende es que las yemas de huevo son ricas en lecitina, una sustancia que emulsiona, o rompe, el colesterol de la yema. Un estudio realizado por la Universidad de Harvard en abril de 1999 mostró que al comer un huevo al día es improbable que aumente el riesgo de enfermedades del corazón o de derrame cerebral. Es más, consumir un huevo al día podría incluso ayudar a evitar enfermedades cardíacas.[8]

La mejor manera de evitar la bacteria patógena que tiende a estar asociada con los huevos es asegurarse que usted los coma cocinados. Recomiendo que nunca agregue huevos crudos a una bebida sana o un batido. También recomiendo que evite aliños de ensaladas César que se hacen con huevos crudos. Si una receta pide un huevo crudo, es mejor sustituirlo por huevos blancos pasteurizados, como huevos batidos.

Asegúrese de cocinar el huevo hasta que la yema esté dura. Quienes comen huevos fritos sólo por un lado, medio crudos, o con la yema sin cuajar tienen mayor riesgo de contraer salmonella.

Los huevos se deben guardar en la parte más fría de la refrigeradora y mantener en sus envases originales. No guarde huevos por más de tres semanas.

CINCO COSAS QUE DEBEMOS HACER

Hay varios cambios que muchos debemos hacer cuando de comer aves de corral y huevos se trata. He aquí cinco cosas que debemos hacer en esta materia:

1. Limite la ración de aves a cuatro onzas y prefiera la carne blanca a la oscura. Muchas personas reemplazan la carne roja con pollo, lo cual es bueno.

2. Escoja pollos de granja.

3. Quite del pollo toda la piel y la grasa.

4. Ase el pollo al horno, a la parrilla o a la brasa en vez de freírlo con grasa o ahogarlo en aceite.

5. Limite el consumo de huevos a no más de tres o cuatro por semana.

¿QUÉ COMERÍA JESÚS?

Jesús comía carnes puras y kosher, de animales de granja sacrificados a la manera bíblica, drenados de sangre, y habiéndoles extraído el exceso de grasa. Comía carne roja con mucha moderación. También comía huevos y aves puras de corral, pero así mismo habiéndoles extraído el exceso de grasa, y muy frugalmente.

Podemos seguir el ejemplo de Jesús al decidir limitar nuestro consumo de carne roja, al preferir carne kosher de res y aves de corral criadas en granja, al quitar toda la grasa antes de cocinarlas, y al cocinar nuestros productos cárnicos asándolos al horno, a la parrilla o al carbón, y extrayéndoles toda la grasa. Debemos limitar nuestro consumo de huevos y preferir los de gallinas de campo.

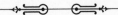

CAPÍTULO CINCO

OTRAS FORMAS DE PROTEÍNA QUE JESÚS COMÍA

ESTA FUE UNA DE LAS PRIMERAS DECLARACIONES QUE Dios hizo a Moisés desde una zarza ardiente:

> He descendido para librarlos de mano de los egipcios, y sacarlos de aquella tierra a una tierra buena y ancha, a tierra que fluye leche y miel, a los lugares del cananeo, del heteo, del amorreo, del ferezeo, del heveo y del jebuseo (Éxodo 3.8).

La mayoría de las personas que han leído la frase saben que una «tierra que fluye leche y miel» era considerada una bendición, pero no aprecian por completo el significado de la frase. Una tierra «que fluye leche» era una región con tan exuberantes praderas que el ganado, las ovejas y las cabras podrían pastar alegremente y a sus anchas, lo cual produciría abundancia de leche. Una tierra «que fluye miel» era una región tan exuberante de floreada vegetación, incluyendo árboles frutales, que las flores proveerían abundante néctar para las abejas. ¡La mayoría de nosotros disfrutaríamos la vida en una tierra como esa!

¿Qué pasaba con la leche producida por los rebaños que vieron anticipadamente los antiguos israelitas? La mayor parte se utilizaba para alimentar terneros y corderos. Algo se usaba para el consumo humano. Los israelitas consumían leche de vaca (Isaías 28.9), leche de cabra (Proverbios 27.27), leche de ovejas (Deuteronomio 32.14), y leche de camella (Génesis 32.15). Con seguridad, y siempre que era posible, se alimentaba a los bebés humanos con leche del pecho de sus madres, o de una nodriza.

La leche que usaban los israelitas se consumía por lo general en forma de mantequilla, queso o yogurt. Deuteronomio 32.14 habla de «mantequilla de vacas y leche de ovejas». En Proverbios 30.33 leemos que «el que bate la leche sacará mantequilla». El queso se menciona en 1 Samuel 17.18. Isaí, el padre de David, le dio a él diez quesos para que los llevara al capitán del ejército israelita.

Muchos eruditos bíblicos creen que la «mantequilla» de la Biblia era en realidad una clase de leche cuajada y cultivada de modo parecido al yogurt. En algunas traducciones se refiere a leche cuajada como queso.[1]

Aunque la gente en la época de Jesús consumía algo de mantequilla, queso y yogurt, en realidad es improbable que alguna vez bebiera leche. ¿Se da usted cuenta que el ser humano es el único mamífero que continúa tomando leche siendo adulto? Según parece, otros animales son más inteligentes que nosotros a ese respecto. Solamente sus crías beben leche, lo cual es importante para la formación de tejidos.

EL ALTO CONTENIDO DE GRASA EN LA LECHE

La mantequilla, el queso y la leche tienen grandes cantidades de grasa saturada. La mantequilla contiene 81%. El queso tiene aproximadamente 75%. La leche entera, aun cuando sólo contiene 4% de grasa saturada, saca de esa grasa 48% de sus calorías.

El consumo de grasas saturadas de productos lácteos eleva los niveles de colesterol LDL (malo). A la inversa, al disminuir o evitar la grasa láctea, y al eliminar los cortes grasosos de la dieta, casi siempre resulta en un colesterol LDL (malo) más bajo.

Pasteurización y homogenización

La leche entera se procesa por pasteurización, lo cual requiere que se caliente a ciento veinte grados centígrados por cuarenta y cinco minutos, para matar bacterias peligrosas. Pero el proceso también mata bacterias provechosas. La pasteurización desnaturaliza las enzimas de la leche y altera la estructura de la proteína, la cual puede ser una razón de que algunas personas sean alérgicas a los productos lácteos. Es más, la pasteurización disminuye la capacidad de absorber el calcio de la leche.

Además de la pasteurización, la leche entera se procesa por homogenización. Este proceso descompone la grasa de la mantequilla en muchas gotitas diminutas que son demasiado pequeñas para subir a lo alto de la leche. Las diminutas gotas de grasa producidas por la homogenización pueden entrar fácilmente al torrente sanguíneo, en tanto que las gotitas de grasa de mantequilla en grasas no homogeneizadas casi no se absorben. Por tanto, un mayor porcentaje de grasa en la leche homogeneizada entra al torrente sanguíneo, lo que trae como consecuencia aumento de triglicéridos y colesterol.

Debido a la incrementada absorción de las diminutas partículas de grasa en la leche homogeneizada, una enzima de la grasa de mantequilla llamada xantina oxidasa puede dañar las suaves paredes de los vasos sanguíneos, lo cual allana el camino para la formación de una placa en las arterias de la persona. Incontables enfermedades degenerativas están relacionadas con el aumento de triglicéridos y de la formación de placa.

Mantequilla

La mantequilla era un producto raro en la época de Jesús, en parte porque requiere refrigeración. La mayor parte de la mantequilla en esos tiempos era el aceite de oliva, no nuestra mantequilla de leche.

Si usted decide comer mantequilla, le recomiendo que la mezcle en partes iguales con aceite de oliva. La mejor manera de hacerlo es derretir la mantequilla y agregar luego el aceite de oliva. Devuelva la mezcla a la refrigeradora para endurecerla. Úsela en pequeñas cantidades.

BENEFICIOS DE LA LECHE DESCREMADA Y SIN GRASA

Mientras la leche grasosa y entera seguramente no es para adultos, la descremada y sin grasa sí podría serlo. Investigadores de la Universidad Vanderbilt descubrieron que la leche descremada parecía disminuir la producción de colesterol LDL (malo) en el hígado. El calcio en la leche descremada también podría tener efectos benéficos en la presión alta y en la hipertensión leve.

Una sola taza de leche tiene estos minerales:

Calcio	250 miligramos
Proteína	8,4 gramos
Potasio	406 miligramos
Sodio	126 miligramos

He aquí algunos beneficios de la leche:

- El calcio en la leche forma huesos en niños y ayuda a prevenir o disminuir el desarrollo de osteoporosis en mujeres ancianas.

- El calcio en la leche ayuda a bajar la presión alta.

- El alto contenido de calcio y vitamina D en la leche ayuda a prevenir el cáncer de colon.

A pesar de estos beneficios, quien tiene alergia y sensibilidad a la leche, o no la tolera, debe evitar productos lácteos, o consumirlos sólo de modo periódico. Recomiendo la leche de soya en vez de la leche regular. Sin embargo, si usted ha de tomar leche, prefiera la descremada.

QUESO Y YOGURT

Puesto que en los tiempos bíblicos no se podía almacenar la leche, la debían fermentar para evitar que se echara a perder. El queso, la mantequilla y el yogurt que menciona la Biblia se hacían de leche fermentada de vacas, cabras, camellas y ovejas.

El profeta Isaías predijo el día en que el rey de Asiria y sus tropas descenderían sobre los israelitas. Esto dijo de ese día:

Acontecerá en aquel tiempo, que criará un hombre una vaca
    y dos ovejas;
Y a causa de la abundancia de leche que darán,
Comerá mantequilla;
Ciertamente mantequilla y miel comerá el que quede en medio de la tierra (7.21-22).

La mantequilla en este pasaje se refiere a requesón o yogurt espeso.

QUESO EN LOS TIEMPOS BÍBLICOS

Al queso en los tiempos bíblicos a menudo se le añadía ajo, perejil, tomillo, eneldo y aceite de oliva. Esto es algo que usted puede hacer hoy día:

Empiece con media libra de requesón fresco (o queso de granja, queso crema o queso yogurt). Recomiendo queso crema sin grasa o queso yogurt. Agregue cuatro dientes de ajo, dos cucharadas de aceite de oliva, y una cucharada de tomillo, otra de eneldo y otra de perejil fresco. Si no tiene hierbas frescas, utilice sólo una cucharadita de cada una de estas hierbas secas. Añada sal al gusto. Esta mezcla es excelente en panes integrales o con nueces.

A propósito, a usted quizás le interese saber que se necesita un galón de leche para producir media libra de queso. Esa es una de las razones de que el queso sea más caro que la leche.

Recomiendo que limite su consumo de queso y de mantequilla a ocasiones especiales.

EL YOGURT ES UN «SÚPER ALIMENTO»

El yogurt es el más sano de los alimentos lácteos. Es un producto cultivado en el cual a la leche se le han inoculado bacterias que fermentan el azúcar de la leche en ácido láctico. El yogurt contiene lactobacilos acidófilos y otras bacterias benéficas, así como vitaminas A y B. Al escoger yogurt, es mejor decidirse por yogurt sin grasa y natural, al que no se le ha añadido nada de azúcar, fruta, sabor artificial o colorante. Usted siempre podrá añadirle su propia fruta fresca para mejorar el sabor. El yogurt debe contener cultivos vivos de bacterias, especialmente acidófilos y bífido-bacterias. Por lo general usted encuentra esta clase de yogurt en una tienda naturista.

Al yogurt se le considera en todo el mundo un «súper alimento».

Este parece ser un puntal en las dietas de personas que tradicionalmente viven muchos años, como las que habitan en partes de Turquía, Armenia y las regiones remotas de los Montes Caucásicos.

El yogurt es rico en calcio formador de huesos. Se le ha vinculado con la prevención de resfriados, alergias y cáncer. Ayuda a evitar peligrosas infecciones intestinales y mejora la función intestinal.

He aquí lo que una persona obtiene de una sola taza de yogurt natural bajo en grasa:

Calorías	144
Colesterol	14 miligramos
Carbohidratos	16 gramos
Grasa	3,5 gramos
Proteína	11,9 gramos
Calcio	415 miligramos
Sodio	159 miligramos
Potasio	531 miligramos

En comparación, el yogurt con sabor a frutas puede tener 225 o más calorías en una sola taza.

Una ensalada muy popular en el Oriente Medio se basa en yogurt. A dos tazas de yogurt natural añada dos cucharadas de menta fresca picada (o dos cucharaditas de menta seca), dos dientes machacados de ajo, y dos pepinos grandes en rebanadas. La mezcla de yogurt se sirve a veces en una capa de berros y rábanos en rebanadas.

Desde luego, con más frecuencia de la que usted come queso y mantequilla puede consumir yogurt natural bajo en grasa con cultivos vivos.

LA FUENTE DE PROTEÍNA NO DISPONIBLE PARA JESÚS

Una de las fuentes más importantes de proteína de gran calidad en el mundo es la planta de soya. Es una lástima que la soya no se consiguiera en Israel en la época de Jesús. De haber habido, tengo la seguridad que Jesús la habría consumido con regularidad.

La soya es original de China y se ha cultivado allí por más de mil trescientos años. Es la alubia más cultivada y usada en el mundo.

La soya es una cosecha importante en Estados Unidos, clasificada por encima del trigo, el maíz y el algodón. Sin embargo, se usa principalmente por su aceite, y para alimentar animales.

El papel del aminoácido en la soya es comparable con el de la proteína en los alimentos animales. Media hectárea de plantas de soya puede dar casi veinte veces la cantidad de proteína que el ganado que pasta en esa misma cantidad de tierra. La soya está llena de fitonutrientes que son poderosos protectores contra cánceres.

Los japoneses consumen de treinta a treinta y cinco veces más productos de soya que los estadounidenses.[2] La incidencia de cáncer de mama y de próstata en los japoneses es casi la cuarta parte de la que tenemos en EE.UU. La soya contiene fitoestrógenos, conocidos como isoflavones, que envuelven a los receptores de estrógeno. El resultado es un efecto estrogénico mucho más débil, que a su vez disminuye la incidencia de cáncer de mama. Este mismo efecto ayuda a reducir la incidencia de cáncer de próstata en hombres. La soya también contiene inhibidores de la proteasa, de los cuales se ha demostrado que impiden el crecimiento de otras clases de células cancerígenas en animales.

La soya es eficaz en ayudar a bajar los niveles de colesterol, de este modo ayuda a evitar enfermedades cardíacas.

Se ha comprobado que la soya ayuda a prevenir la osteoporosis, así como a controlar sofocos en mujeres menopáusicas. Los productos de soya son ricos en calcio; y esto, además de los elevados niveles de fitoestrógeno genistein en la soya, ayuda a evitar pérdida de tejido óseo en mujeres posmenopáusicas. Los alimentos de soya, y sus suplementos, son importantes para controlar sofocos y sequedad vaginal asociados con la menopausia. La soya también puede ser eficaz para controlar los síntomas de síndrome premenstrual.

La soya se consigue en muchas formas, como el miso, que es pasta de soya fermentada. El miso se usa frecuentemente para hacer sopas orientales. Otras formas comunes de soya en el mercado son tofú (requesón de soya), harina de soya, almendras de soya, proteínas mezcladas de soya, leche de soya y el tempeh (frijoles fermentados de soya). También se pueden comprar directamente isoflavones y genistein en tiendas naturistas.

Otras plantas de proteínas

Muchas otras plantas contribuyen a nuestro suministro de proteína, aunque en su mayoría tienen proteínas incompletas. Varias alubias y legumbres se deben combinar con granos integrales para producir una proteína completa.

¿CUÁNTA PROTEÍNA?

¿Cuánta proteína necesitamos al día? El adulto promedio necesita aproximadamente 0,8 gramos de proteína por kilogramo (dos libras). En otras palabras, la persona promedio de setenta kilos necesita cincuenta y seis gramos. Los infantes y niños requieren más proteína basada en el peso del cuerpo que los adultos, y los ancianos necesitan menos. Muchos estadounidenses, sin embargo, comen rutinariamente de cien a doscientos gramos de proteína por día, ¡por lo general en forma de carne!

Una de las mejores cosas que podemos hacer por nuestra salud es disminuir nuestro consumo total de proteínas. Lo podemos lograr bajando la ingestión de carnes, y confiando más en fuentes vegetales de proteína.

Jesús comía una dieta equilibrada, y no tengo duda que también consumía un balance de proteínas de una variedad de fuentes. Nuestros cuerpos necesitan proteína; no obstante, no necesitan sobredosis de proteína.

¿QUÉ COMERÍA JESÚS

Jesús comía yogurt y algo de requesón y mantequilla, generalmente en ocasiones especiales. En su época los productos lácteos caían más bien en la categoría de condimentos y no en la de platos o bebidas principales. Debemos limitar nuestro consumo de lácteos por productos sin grasa o bajos en grasa, especialmente yogurt con cultivos vivos. Nuestro consumo de mantequilla y queso debe ser muy raro y en pequeñas cantidades.

CAPÍTULO SEIS

LAS VERDURAS QUE COMÍA JESÚS

COMO AFIRMÉ EN UN CAPÍTULO ANTERIOR, EL PLAN inicial de Dios para la humanidad era que hombres y mujeres fueran vegetarianos. Él dijo en el mismísimo primer libro de la Biblia: «He aquí que os he dado toda planta que da semilla, que está sobre toda la tierra, y todo árbol en que hay fruto y que da semilla; os serán para comer» (Génesis 1.29).

El plan del Señor también era que las demás criaturas creadas fueran vegetarianas. Dijo: «Y a toda bestia de la tierra, y a todas las aves de los cielos, y a todo lo que se arrastra sobre la tierra, en que hay vida, toda planta verde les será para comer» (v. 30).

La única vegetación que estaba limitada al hombre y a la mujer era el «árbol de la ciencia del bien y del mal» (Génesis 2.17). La orden de Dios era que Adán y Eva podían comer de todos los demás árboles del huerto menos de ese.

Después de rebelarse contra Dios, Adán y Eva fueron expulsados del huerto, y la tierra fue maldita. A Adán y Eva se les dijo acerca de la tierra:

Espinos y cardos te producirá,
Y comerás plantas del campo (Génesis 3.18).

Adán cultivaba la tierra. El período vegetariano de la Biblia duró desde la época de Adán hasta la de Noé, y durante este período vegetariano el tiempo de vida de la gente fue más largo que el de las eras posteriores.

¿Fue Jesús vegetariano? No. Sabemos que a menudo comía pescado. También sabemos que comía cordero en la Fiesta de la Pascua. Es probable que también comiera otras carnes durante las temporadas de fiestas y en ocasiones especiales como bodas.

¿Comía Jesús verduras? Por supuesto. No tenemos referencia directa de esto, pero las verduras eran el pilar de la dieta en los tiempos bíblicos.

Con excepción de los años en que se comía maná en el desierto, los israelitas siempre han consumido una dieta cargada de una gran variedad de verduras, hierbas y condimentos vegetales.

Números 11.5 nos dice que los israelitas ansiaban estos alimentos de Egipto: pepinos, melones, puerros, cebollas y ajos, además de la abundancia de pescado que tenían en Egipto. Debemos observar que estos alimentos no eran malos para los israelitas sólo por ser egipcios; por el contrario, eran alimentos que habitualmente formaban parte de su dieta mientras vivieron en Egipto, y por consiguiente los ansiaron cuando vagaban por el desierto.

La realidad es que estos alimentos (pepinos, melones, puerros, cebollas y ajos) eran muy saludables y totalmente aprobados por Dios en las leyes dietéticas dadas a Moisés.

Veamos con detenimiento algunas de las principales verduras que se consumían en la época de Jesús.

FRIJOLES Y LENTEJAS

Los frijoles, las arvejas y las lentejas se cultivan fácilmente, y en los tiempos bíblicos se usaban en purés, potajes o en un pan tosco cuando se mezclaban con millo. Se pueden secar y guardar con facilidad.

La historia de Esaú y Jacob es una de las narraciones más poderosas en Génesis. Se nos ha dicho que Esaú había estado cazando en el campo todo el día y llegó a casa muy hambriento, casi hasta el punto de desmayarse. (¡Quizás tenía escasez de azúcar en la sangre!) Esaú olió una sopa que se cocinaba en una olla, y dijo a su hermano Jacob: «Te ruego que me des a comer de ese guiso rojo, pues estoy muy cansado» (Génesis 25.30).

La sopa roja es un plato muy antiguo en el Oriente Medio. Se hace de arvejas y lentejas hervidas en ajo; una comida muy sabrosa, aromática y nutritiva. Jacob sacó provecho del hambre de su hermano y dijo: «Véndeme en este día tu primogenitura» (v. 31).

En la época bíblica, el hijo primogénito tenía una posición favorable que era exclusivamente suya debido a su orden de nacimiento. Este derecho le daba a Esaú el privilegio de heredar una doble porción de los bienes de su padre; él también estaba esperando una bendición especial antes de que muriera su padre, y de este modo podría usar completamente esa herencia a su máxima ventaja. Los derechos de primogenitura de un hijo también significaban que se convertía en el jefe de la familia a la muerte del padre.

Un padre no podía transferir la primogenitura a otro hijo, pero un hijo primogénito podía perder sus derechos. Esaú hizo eso. Dijo: «He aquí yo me voy a morir; ¿para qué, pues, me servirá la primogenitura?» (v. 32). Jacob replicó: «Júramelo en este día» (v. 33). Y Esaú juró venderle su primogenitura a Jacob. A cambio, Jacob le daría del «pan y del guisado de las lentejas» (v. 34).

Por consiguiente, todos los judíos se convirtieron en descendientes de Jacob en vez de Esaú. ¡Sólo porque una olla de frijoles fue muy tentadora a un hombre, a quien le importó poco su propio destino!

EL GRAN VALOR SALUDABLE
DE LAS ALUBIAS O JUDÍAS

Las alubias están cargadas de fibra soluble, la cual ayuda a bajar el colesterol LDL (malo) y a reducir la presión sanguínea.

El Dr. James Anderson, un destacado investigador de la

Universidad de Kentucky, recomienda un mínimo de una taza diaria de alubias cocidas para evitar enfermedades cardíacas. Descubrió en su investigación que hombres de mediana edad, a quienes se les dio una dieta que incluía alubias, redujeron dramáticamente sus niveles de colesterol hasta en diecinueve por ciento. Un estudio similar de la Universidad de Minnesota reflejó estos resultados cuando los sujetos de experimentos comieron a diario una taza de alubias cocidas en vez de azúcar, pan y papas.

La fibra en las alubias también ayuda a estabilizar los niveles de azúcar en la sangre, combate el hambre, y se ha demostrado que reduce los requerimientos de insulina en diabéticos. Las judías ayudan a evitar el estreñimiento y el desarrollo de hemorroides y otros problemas intestinales relacionados. Las dietas ricas en judías ayudan a disminuir el riesgo de desarrollo de ciertos tipos de cáncer.

A menudo se cocinan juntos ajo y alubias para producir una versión primitiva de medicina contra la tos.

Incluso las alubias enlatadas tienen algunos beneficios terapéuticos. No recomiendo judías en lata, sin embargo, porque tienden a tener mucha sal. Pero si usted absolutamente debe comerlas enlatadas, enjuáguelas primero con agua pura para quitar algo de esa sal.

Las alubias están repletas de vitamina C, la cual tiene gran valor antioxidante. Una sola taza de alubias puede dar

- 6 a 7 gramos de fibra

- potasio, hierro y tiamina

- 12 gramos de carbohidratos o almidones complejos

- 17,9 gramos de proteína

Además, una taza de alubias no tiene colesterol y casi no tiene grasa.

Usted habrá notado en el análisis que la alubia es un alimento rico en proteína. Por lo general brinda dos o cuatro veces más proteínas que los granos. Se le ha llamado «la carne del pobre».

En el año 597 a.C., el rey Joaquín rindió a Jerusalén ante el ejército babilónico y fue llevado al cautiverio. Con el rey se llevaron aproximadamente diez mil hombres (soldados, artesanos, estadistas y líderes religiosos). Entre estos hombres iba el profeta Ezequiel, quien declaraba los mensajes de Dios a los que vivían en el exilio. Ezequiel se veía como un «cuidador», alguien que debía advertir la aproximación de un inminente peligro. También era algo así como un actor. A menudo Dios le ordenaba que dramatizara o actuara sus mensajes para que los israelitas exiliados pudieran ver y entender.

En Ezequiel 4, el Señor ordenó a Ezequiel que se acostara trescientos noventa días sobre el lado izquierdo, y cuando hubo terminado, le ordenó que se acostara sobre el lado derecho por cuarenta días. El profeta representó a Israel cuando estaba sobre su lado izquierdo (Israel era el reino del norte), y representó a Judá cuando yacía sobre su lado derecho (Judá era el reino del sur). La cantidad de tiempo que Ezequiel yacía en cada lado representaba el tiempo que Israel y Judá iban a ser castigados por sus pecados.

Dios dijo a Ezequiel: «Toma para ti trigo, cebada, habas, lentejas, millo y avena, y ponlos en una vasija, y hazte pan» (4.9). La cantidad de pan que Ezequiel debía comer era veinte siclos al día junto con agua. Eso equivalía aproximadamente a media libra de pan. El Señor también le ordenó que comiera panes de cebada cocidos sobre un fuego que usaba desperdicios humanos como combustible (véase 4.12).

¡Observe que Ezequiel vivió de este pan durante cuatrocientos treinta días! El pan era una combinación de granos (trigo, cebada, millo y centeno), legumbres y alubias. Era una mezcla completa de proteínas.

El pan de Ezequiel se puede encontrar en muchas tiendas naturistas. Algunos de estos productos son germinados, lo cual los hace más nutritivos. Cuando una semilla germina en una nueva planta, los nuevos brotes son nutrientes muy ricos. La proteína contenida aumenta por lo general de quince a treinta por ciento. También aumenta la clorofila y la fibra, y el brote generalmente es rico en color verde. Tanto las vitaminas B como la C se aumentan, y los retoños contienen enzimas vivas.

He aquí una receta moderna del pan de Ezequiel.

PAN DE EZEQUIEL
UNA RECETA DEL ANTIGUO TESTAMENTO

2½ tazas de trigo integral
1½ tazas de centeno integral
½ taza de cebada
¼ de taza de millo
¼ de taza de lentejas
2 cucharadas de frijoles grandes del norte sin cocinar
2 cucharadas de frijoles rojos sin cocinar
2 cucharadas de frijoles pintos sin cocinar
2 tazas de agua tibia, divididas
½ taza más una cucharadita de miel, divididas
2 cucharaditas de levadura
¼ de taza de aceite de oliva extra virgen

Mida y combine todos los ingredientes anteriores en una cacerola grande. Ponga la mezcla en un molino, y muélala. La harina resultante debe tener la consistencia de la harina regular. La harina regular puede ocasionar problemas digestivos. Esto hace ocho tazas de harina. Utilice cuatro tazas por montón de pan.

Mida cuatro tazas de harina en una cacerola grande. Guarde el resto en la refrigeradora para usarla después.
Mida una taza de agua tibia (40 a 45 grados centígrados) en un tazón pequeño. Añada una cucharadita de miel y la levadura. Revuelva hasta disolver la levadura. Cubra y deje a un lado, y permita que la levadura se esponje entre cinco y diez minutos.

Combine lo siguiente en un tazón pequeño: aceite de oliva, media taza de miel de abejas y el resto del agua tibia. Mezcle bien y añada esto a la mezcla en la fuente grande. Agregue la levadura y revuelva hasta que se mezcle. La mezcla debe tener la consistencia del pan de maíz ligeramente «pesado». Extienda la mezcla de modo uniforme en un molde para pan, rociado con aceite de cocina sin colesterol. Deje que la mezcla se esponje por una hora en un lugar caliente.

Cocine a 190 grados centígrados durante treinta minutos. Revise el acabado. El pan debe tener la consistencia del pan de maíz horneado.

Fuente: *La cura bíblica*, de Reginald Cherry, Creation House, Lake Mary, Florida, 1998.

Lentejas

Las lentejas se consumían comúnmente en Israel durante los tiempos bíblicos. En realidad esta era una de las más antiguas plantas de cultivo. Evidencias arqueológicas indican que se cultivaba en el Oriente Medio 18.000 años antes de Cristo.

Las lentejas tienen 7,5% de proteína, pero tienen deficiencia de aminoácidos metionina y cisteína. Estos son bajos en grasa y contienen grandes cantidades de fibra soluble, que ayuda a bajar el colesterol y a controlar el azúcar en la sangre.

Las lentejas son buenas en combinación con otras verduras en sopas, guisos y cazuelas. (Observe que la receta provista para el pan de Ezequiel utiliza lentejas.)

Garbanzos

Otra alubia popular y común en el Oriente Medio es el garbanzo. Los garbanzos se deben dejar en remojo toda la noche en la refrigeradora, y al día siguiente se debe desechar el agua. Creo que los garbanzos son mejores cuando se hierven durante una hora y luego se muelen en un procesador de alimentos. A la mezcla de garbanzos se puede agregar tahina, extracto de ajo, ajo, sal, pimienta y comino para hacer *crema de garbanzo al estilo griego*. (En el último capítulo de este libro se encuentra la receta.)

La crema de garbanzos tiene una consistencia como la del pastel aporreado. El pueblo de Israel lo come generalmente metiendo un pedazo de pan plano (pan árabe) en un plato plano de la mezcla. A veces se añade aceite de oliva en pequeñas cantidades. A la crema también se le llama «la mantequilla del Oriente Medio».

Los garbanzos también se usan para hacer *falafe* (albóndigas del Oriente Medio) y otros platos.

Otras alubias

Eruditos bíblicos creen que muchas de las alubias mencionadas en la Biblia eran variadas. Otras clases de alubias muy nutritivas son frijoles blancos, arvejas verdes, guisantes morados, porotos blancos, caraotas y frijoles riñón. Todos ellos son ricos en fibra soluble y en proteínas, pero bajos en los aminoácidos cisteína y metionina.

CÓMO PREPARAR Y COMER FRIJOLES

Los frijoles secos se preparan mejor dejándolos en remojo toda la noche en el doble de la cantidad de agua que los frijoles, y luego se guardan en la refrigeradora. Se debe botar el agua usada para remojarlos.

Muchas personas se niegan a comer frijoles porque ocasionan excesiva cantidad de gases. Los efectos que produce el gas disminuyen al ponerlos en remojo durante la noche y botar el agua.

Los frijoles y el arroz integral se pueden cocinar juntos en una olla de barro con ajo, cebollas y otros condimentos. Esta es una comida deliciosa, nutritiva y fácil de preparar.

AJO, CEBOLLAS Y PUERROS

El ajo, la cebolla y el puerro, todos técnicamente miembros de la familia de las liliáceas, están íntimamente relacionados. Se han usado por miles de años tanto en la cocina como en medicina.

EL AJO TIENE BENEFICIOS PARA LA SALUD

El ajo fue usado por los israelitas como alimento y medicina antes que Moisés los sacara de Egipto. Es más, se han descubierto descripciones de bulbos de ajo en los muros de tumbas egipcias que datan del año 3200 a.C., siglos antes de que José fuera levantado a una posición de liderazgo en Egipto. Al ajo se le acredita la fortaleza que tuvieron los constructores de las pirámides y el valor de las legiones romanas. En ambas guerras mundiales se usó como un poderoso antiséptico.

Los chinos han utilizado el ajo por sus cualidades medicinales al menos durante tres mil años. Tanto el padre de la medicina, Hipócrates, como Aristóteles, usaban ajo. Aunque no es muy conocido por su investigación del ajo, Louis Pasteur confirmó de veras que el ajo podía matar bacterias.

Se han identificado al menos sesenta y siete variedades distintas de ajo y cebollas que crecen en el Oriente Medio. El Talmud judío llega incluso a especificar que regularmente deben sazonarse con ajo varias clases de alimentos.

El ingrediente que da al ajo su fuerte olor (el alicín) es lo que le otorga sus poderosas propiedades antibióticas. En centenares de experimentos científicos se ha demostrado que el extracto de alicín de ajo crudo destruye los gérmenes que propagan enfermedades como botulismo, diarrea, disentería, tuberculosis y tifoidea. El ajo tiene la más amplia gama de sustancias antimicrobiales conocidas en el mundo natural. Es antibacterial, antimicótico, antiparasital, antiprotozoario y antiviral.

El ajo tiene muchos beneficios distintos para la salud, incluso muchos para el sistema cardiovascular.

Científicos japoneses han extraído del ajo crudo un medicamento antibiótico llamado kiolic. Este también se ha utilizado para combatir la gripe (incluso un grave brote en Moscú en la década de los cincuenta) y para prevenir la neumonía, la tos ferina y varios desórdenes intestinales. Los investigadores están especulando que una de las razones de que el ajo sea una medicina tan eficaz es que estimula la inmunidad natural del cuerpo.

Estudios han mostrado que el ajo ayuda a bajar la coagulación de la sangre y que tiene propiedades antioxidantes. También parece tener medianos efectos contra la hipertensión y para bajar los niveles de colesterol. Se ha demostrado que el ajo reduce tanto la presión diastólica como la sistólica. Gran cantidad de estudios muestran que pacientes que utilizan ajo pueden reducir su presión sanguínea hasta niveles manejables sin usar medicamentos. Tomadas en conjunto, estas propiedades anticoagulantes, antioxidantes y antihipertensivas hacen del ajo un buen aliado para prevenir la arterosclerosis. Sólo dos o tres dientes de ajo al día pueden reducir en gran manera los riesgos de ataque cardíaco en una persona.

Cuando de actividad antimicrobial se trata, el ajo mata microorganismos por contacto directo. Puede tener beneficios suaves contra algunos parásitos intestinales, hongos, bacterias y virus. Sin embargo, estos estudios no muestran que el ajo sea capaz de matar organismos en todo el cuerpo.

Se ha descubierto que las dietas ricas en ajo ayudan a evitar algunas clases de cáncer. La gente que come ajo con regularidad tiene menos riesgo de desarrollar cánceres de estómago, colon y esófago.[1] El ajo contiene sulfuro, selenio y setenta y cinco compuestos sulfurosos distintos. Estudios muestran que personas con dietas ricas en vegetales *allium* (como el ajo y la cebolla) tienen mucha menor incidencia de cáncer al estómago. Parte de la naturaleza preventiva del ajo viene sin duda de sus numerosas propiedades antioxidantes.

Ya sea consumido crudo o en jarabe, el ajo ha sido un remedio popular contra resfriados, dolor de garganta y tos. Sanadores de varias clases lo han prescrito como diurético y para desórdenes intestinales y reumatismo.

Muchas personas evitan el ajo debido a su olor. La mejor manera de reducir su aroma es masticar una o dos ramitas de perejil… ¡ponga este aderezo en su plato de comida para un mejor uso! Para quitar el olor de ajo de sus manos, frótelas con zumo de limón y sal, luego enjuáguelas.

Al cocinar el ajo se destruye el alicín y se debilitan algunos de sus otros beneficios poderosos. No obstante, ya sea cocinado, crudo o tomado en forma de extracto, el ajo es uno de los alimentos curativos más potentes conocidos por el hombre.

BENEFICIOS SALUDABLES
DE LA CEBOLLA

Así como su primo el ajo, a la cebolla se le ha considerado por miles de años como una hierba curativa.

En la antigüedad la cebolla se consideraba un alimento que daba gran energía y fortaleza. Esclavos y trabajadores (muchos de ellos israelitas en Egipto) eran alimentados con dietas ricas en cebolla, con el fin de mantenerlos fuertes para las duras labores manuales.

La cebolla se ha utilizado exteriormente como antiséptico y calmante del dolor, y tomada interiormente como tónico para aliviar gases intestinales y síntomas de hipertensión, exceso de azúcar en la sangre, y colesterol alto.

A los búlgaros, conocidos por su larga vida, por tradición se les ha atribuido su longevidad a una dieta con elevadas cantidades de cebollas y yogurt.

A través de los siglos la cebolla se ha utilizado específicamente para tratar problemas de riñones y vejiga. Herboristas modernos creen que la cebolla es un buen expectorante y un excelente diurético.

Se dice que George Washington dijo en cierta ocasión: «Mi propio remedio cuando estoy resfriado es comer siempre, antes de irme a dormir, una cebolla asada caliente.

Una gran cantidad de estudios investigativos han demostrado que la cebolla aumenta el colesterol HDL (bueno) y disminuye el LDL (malo). También retarda la coagulación, regula la cantidad de azúcar en la sangre, y ayuda a prevenir el cáncer.

Una sola cucharada de cebolla cocinada puede ayudar a anular algunos de los efectos adversos de comer alimentos ricos en grasa.

De la cebolla se han aislado hasta ciento cincuenta químicos distintos. Muchos de ellos aún se están estudiando.

Parece que la cebolla cruda tiene mayor valor nutritivo y terapéutico que la cocinada. Al cocinarla se reducen los poderes limpiadores de la sangre y reductores de colesterol, pero estos resultados aún necesitan más pruebas.

De los ciento cincuenta químicos en la cebolla, el sulfuro es el que más induce sistemas de enzimas en el hígado que desintoxican componentes peligrosos y ayudan a bloquear el crecimiento de tumores en animales.

La cebolla posee propiedades antibióticas que son eficaces contra una variedad de bacterias, hongos y parásitos. También contiene flavonoides, los cuales son antioxidantes que calman las reacciones de los radicales libres.

Sólo una taza de cebolla cruda contiene lo siguiente:

Calorías	27
Sodio	2 miligramos
Potasio	126 miligramos
Fibra	0,6 gramos
Carbohidratos	5,9 gramos

La cebolla también es rica en vitaminas, especialmente B1 (tiamina), B2 (riboflavina), y C.

EL PUERRO ES MÁS AGRADABLE

Una versión más agradable de la cebolla es el puerro. Cocinado es muy versátil. Tiene un sabor más delicado que otros ajos o cebollas, y forma la base de muchos platos tradicionales en el antiguo Israel. Uno de tales platos era una avena hecha de bulbos blancos de puerro, arroz (u otro grano integral), almendras partidas y miel de abejas como endulzante.

El puerro se le prescribía a muchas mujeres no fértiles. También se prescribía al pueblo antiguo en obesidad, problemas renales, resfriados y desórdenes intestinales.

OTROS VEGETALES IMPORTANTES PARA LA SALUD

Recordaré otra vez la provisión del Señor escrita en Génesis 1.29: «He aquí que os he dado toda planta que da semilla, que está sobre toda la tierra, y todo árbol en que hay fruto y que da semilla; os serán para comer».

Muchos vegetales no comunes en el Oriente Medio son aun valiosos para nuestro consumo moderno. Es más, mientras más variada la cantidad de vegetales que comemos, menos nos aburrimos de ellos y mayor beneficio recibimos.

El Ministerio de Agricultura de Estados Unidos recomienda que una persona coma de tres a cinco raciones de vegetales por día. ¡Secundo por completo esa recomendación!

Muchos de los vegetales con grandes cantidades de fitonutrientes (cuyos nutrientes son más poderosos para protegernos contra el cáncer y las enfermedades cardíacas) no se mencionan en la Biblia. No se consiguen comúnmente en naciones mediterráneas, y sin embargo son poderosos aliados para la salud.

LOS VEGETALES CRUCÍFEROS SON MARAVILLAS VERDES OSCURAS

Esta gran familia de vegetales incluyen brócoli, coliflor, repollitos de Bruselas, repollo chino, col rizada, mostaza, berro, nabo, rábano, colinabo y repollo. Además, los vegetales crucíferos también son conocidos como la familia de los repollos. Una de las principales recomendaciones dietéticas de la Sociedad Estadounidense del Cáncer es que se incluyan vegetales crucíferos en la dieta de la gente para ayudar a reducir el riesgo de cáncer.

Los vegetales crucíferos contienen numerosos compuestos anticancerígenos, como isotiocianatos, fenoles y componentes que contienen sulfuro, como sulforafanos e indoles. El brócoli es especialmente rico en isotiocianatos, sulforafanos e indoles, tales como indole-3-carbinol. Estos fitonutrientes protegen contra el cáncer por la estimulación de enzimas protectoras en el cuerpo, enzimas que pueden desintoxicar químicos que causan cáncer y los expulsa del cuerpo. Los indoles ayudan a prevenir cánceres dependientes de hormonas, como el cáncer de mama, al desactivar estrógenos. El indole-3-carbinol puede disminuir el estradiol, que es la forma más activa de estrógeno, al convertirlo en estrone. Tener menos estradiol y más estrone se relaciona con una incidencia menor de cáncer de mama y de útero.[2]

La familia de los repollos vegetales también puede aumentar la producción corporal de una de las enzimas más importantes en el cuerpo: glutatión peroxidasa. Esta estimula al hígado para destruir agentes que ocasionan cáncer. Además, los vegetales crucíferos contienen ácido fólico, vitamina C y beta caroteno, los cuales son nutrientes importantes para la buena salud. Finalmente, estos vegetales brindan una buena fuente de fibra nutritiva.

LOS VEGETALES CAROTENOIDES SON MUY COLORIDOS

Los carotenoides se encuentran en frutas amarillas, anaranjadas y rojas, y en vegetales; también en vegetales de hoja verde oscura. Los carotenoides son en realidad pigmentos rojos, amarillos y anaranjados; en vegetales de hoja verde oscura el color se disimula por el verde de la clorofila. Existen más de seiscientos carotenoides distintos. El betacaroteno es quizás el más conocido.

Betacaroteno

El betacaroteno se convierte en el cuerpo en vitamina A, un fuerte estimulante para el sistema inmunológico. El betacaroteno parece especialmente capaz de estimular células ayudantes T. También funciona como un antioxidante. Las dietas ricas en alimentos que contienen carotenoides están asociadas con menor riesgo de cáncer y enfermedades cardíacas.

Licopeno

Aunque el betacaroteno es el más conocido de los carotenoides, otros varios tienen mayor actividad antioxidante. El licopeno es uno de ellos.

Entre los alimentos de pigmento rojo que contienen licopeno están: tomate, sandía, toronja rosada, albaricoques y zanahorias.

El licopeno es un excelente antioxidante y también parece tener propiedades de prevención del cáncer. Estudios relacionados con el cáncer de próstata han revelado estas propiedades. Los alimentos ricos en licopeno también parecen tener valor protector contra cánceres de colon, recto, estómago, esófago y posiblemente otros órganos en el cuerpo.

Luteína

Los alimentos ricos en luteína incluyen espinaca, coles verdes, col rizada, lechuga romana y puerros. Consumir alimentos ricos en luteína parece ayudar a prevenir cataratas y pérdida de la visión.

Otros carotenoides poderosos

Otros poderosos carotenoides incluyen caroteno alfa y gama, así como zeaxantina, todos los cuales tienen actividad antioxidante mayor que el betacaroteno.

Es muy improbable que una persona pueda obtener todos estos carotenoides antioxidantes en una sola tableta vitamínica. La mejor manera de consumir carotenoides es comer en abundancia zanahorias, tomates, zapallos, camotes, espinacas, col rizada y otros vegetales de hoja verde oscura. La mejor protección antioxidante se da si una persona come a diario una amplia variedad de alimentos carotenoides.

ALIMENTOS RICOS EN CLOROFILA

Otro grupo de vegetales que contienen poderosos fitonutrientes son los ricos en clorofila. La clorofila es responsable de los pigmentos verdes en las plantas. Hablando de modo general, mientras más verde la planta o el vegetal, más clorofila contiene.

La clorofila ayuda a proteger nuestro ADN (nuestro plano genético) de varias toxinas. Dos de estas toxinas se han vinculado con el cáncer: humo de cigarrillo y carne carbonizada.

Además de propiedades anticancerígenas, la clorofila tiene efectos antioxidantes.

Entre los alimentos ricos en clorofila están: espinaca, col rizada, col verde, hojas de remolacha y perejil.

COMBINACIÓN DE VERDURAS Y GRANOS

La mayoría de verduras y granos son incompletos en proteínas, lo cual significa que no tienen todos los aminoácidos esenciales. La soya es la excepción. (Productos lácteos, carne y huevos contienen todo el suministro de aminoácidos que requiere el cuerpo humano.)

Para obtener una proteína completa, una persona debe comer una mezcla de semillas, alubias, nueces y granos de proteína incompleta. Por ejemplo, si usted combina frijoles con arroz integral tiene proteína completa. Si combina frijoles con nueces y semillas tiene proteína completa.

¿Qué quiero decir con proteína completa? Hay ocho aminoácidos esenciales (esencial significa que el cuerpo no los puede producir, y los deben suministrar nuestros alimentos).

En otras palabras, es «esencial» para nosotros conseguir estos aminoácidos de la comida que ingerimos.

Las proteínas completas como carne, lácteos, huevos y soya tienen todos los ocho aminoácidos esenciales. Los granos tienden a ser bajos en el aminoácido lisina. Sin embargo, las alubias y las legumbres tienen grandes cantidades de lisina. Los frijoles tienen bajas cantidades de metionina y cisteína, y los granos tienen un mayor contenido de estos dos aminoácidos. Cuando una persona come alubias y granos juntos obtiene todos los aminoácidos esenciales. La proteína en combinación es «completa».

Piense en cuántos platos de comida mejicana se acompañan de arroz y frijoles. Hay una buena razón nutritiva para esto. Por desgracia, los frijoles que sirven la mayoría de restaurantes mejicanos son refritos, con grandes cantidades de grasa, y el arroz es blanco, despojado del salvado y el germen. En otras palabras, quizás la proteína sea completa, pero el contenido de grasa y el bajo valor nutritivo del arroz hacen menos nutritivamente aceptables los alimentos. Sin embargo, una buena comida de granos integrales y frijoles es un alimento rico en proteínas. ¡No se necesita carne ni productos animales!

La Biblia da un excelente ejemplo de este efecto de «combinar» proteína. Cuando los babilonios capturaron a los israelitas, se llevaron una cantidad de jóvenes a Babilonia. Estos jóvenes eran descendientes de nobles, «muchachos en quienes no hubiese tacha alguna, de buen parecer, enseñados en toda sabiduría, sabios en ciencia y de buen entendimiento, e idóneos para estar en el palacio del rey; y que les enseñase las letras y la lengua de los caldeos» (Daniel 1.4).

Daniel estaba entre estos exiliados, junto con sus amigos Ananías, Misael y Azarías. (El nombre de Daniel fue cambiado en Babilonia a Beltsasar, y a los otros tres se les dieron los nombres babilonios de Sadrac, Mesac y Abed-Nego.) A estos cuatro jóvenes les dieron clases de lenguaje y literatura, y les ofrecieron una porción de la propia dieta del rey. La Biblia dice que les dieron vino para beber y manjares de la mesa del rey.

No obstante, Daniel y sus tres amigos se negaron a comer estos alimentos. Esta comida probablemente estaba prohibida por la Ley de Moisés. También es muy probable que la carne que se servía había sido sacrificada a falsos dioses, puesto que esa era la costumbre de Babilonia.

Daniel hizo conocer al eunuco encargado de su cuidado que no comería la comida del rey. Así le dijo: «Te ruego que hagas la prueba con tus siervos por diez días, y nos den legumbres a comer, y agua a beber. Compara luego nuestros rostros con los rostros de los muchachos que comen de la ración de la comida del rey, y haz después con tus siervos según veas. Consintió, pues, con ellos en esto, y probó con ellos diez días» (vv. 12-14).

Al final de los diez días la apariencia de Daniel y sus amigos era más limpia y se veían «más robustos» que quienes habían estado comiendo los manjares del rey. Continuaron comiendo verduras y agua en los tres años siguientes.

La palabra actual para lo que estos muchachos comían es *legumbres*, que es una mezcla de verduras y granos como trigo, cebada, centeno, arvejas, frijoles y lentejas. Repito que estos granos y alubias forman una proteína completa cuando se comen juntos, y si las sustancias incluyen granos y alubias germinados, los alimentos habrán sido aun más ricos en contenido nutritivo.

Al final de los tres años, el rey descubrió que estos cuatro jóvenes eran «diez veces mejores que todos los magos y astrólogos que había en todo su reino» (v. 20) en sabiduría y entendimiento.

¡Nada en su dieta había disminuido en lo más mínimo su capacidad cerebral!

No tengo la menor duda que Jesús comía una diversidad de ajo, cebollas, verduras, frijoles y lentejas. También comía proteínas incompletas en combinaciones que resultaban en provisión completa de proteína para su cuerpo.

LAS VERDURAS COMO UNA VALIOSA FUENTE DE FIBRA

Gran cantidad de estudios científicos han mostrado que las dietas ricas en frutas y verduras disminuyen el riesgo de desarrollar cáncer y afecciones cardíacas. Parte de esto se debe al elevado contenido de fibra en las frutas y las verduras que se comen en forma fresca e integral.

La fibra ayuda a bajar los niveles de colesterol, a estabilizar el azúcar en la sangre, a demorar la digestión, y se ha demostrado que ayuda a evitar hemorroides, síndrome de intestino irritable, venas varicosas, estreñimiento, obesidad y hasta cáncer de colon. La fibra en el tracto intestinal ayuda a unir metales pesados, toxinas y químicos, y a expulsarlos del cuerpo antes de que sean absorbidos y puedan ocasionar daño a células y tejidos. Cuando se extraen cancerígenos y toxinas del colon, una persona tiene muchas menos posibilidades de contraer cáncer de colon.

Hace varias décadas el famoso médico británico, Dr. Dennis Burkitt trabajó mucho tiempo como cirujano en África. Observó que casi nunca tenía que operar a africanos que consumían una dieta africana tradicional rica en fibra. En comparación, a menudo debía operar británicos que habían colonizado la región. Además notó que los británicos tendían a consumir una dieta que consistía principalmente de alimentos refinados.

Burkitt emprendió en su práctica un estudio de movimientos y deposiciones intestinales de africanos rurales y de funcionarios navales británicos.

Los africanos rurales comían una dieta que por lo general incluía más de cien gramos de fibra al día. Los funcionarios navales británicos consumían una dieta rica en carne, harina blanca y azúcar refinada.

Los africanos hacían grandes deposiciones que tendían a salir sin esfuerzo de sus cuerpos, con un promedio de dieciocho a treinta y seis horas en el período entre la comida y la eliminación. En comparación, los británicos tenían deposiciones pequeñas y compactas que tendían a pasar con dificultad... y su tiempo desde la ingestión hasta la eliminación era entre setenta y dos y cien horas.

Los funcionarios navales británicos tenían muchos más casos de hemorroides, fisuras anales, venas varicosas, diverticulitis, diverticulosis, tromboflebitis, enfermedades de la vesícula biliar, apendicitis, hernias hiatales, síndrome de intestino irritable, obesidad, colesterol alto, enfermedades de la arteria coronaria, presión sanguínea alta, diabetes, hipoglicemia, pólipos de colon y cáncer rectal.

Los africanos rurales experimentaban estas enfermedades y condiciones sólo cuando se convertían a una dieta británica rica en carne, harina blanca y azúcar refinada, lo cual sucedía con los africanos que asistían a colegios ingleses. El Dr. Burkitt concluyó que cuando se quita la fibra de la dieta, ocurren muchas de las enfermedades que plagan la civilización moderna.[3]

Los estadounidenses sólo consumen más o menos diez gramos de fibra al día, y debemos consumir aproximadamente de veinticinco a treinta y cinco gramos diarios.

Las fibras solubles se descomponen por microorganismos intestinales y dan el combustible para mantener sanas las paredes intestinales. La fibra soluble también ata las sales de bilis en los intestinos, lo cual ayuda a bajar el colesterol y a prevenir enfermedades de la vesícula biliar.

El incremento de fibra está asociado con la disminución del hambre y en consecuencia puede ser un buen medio de apoyo para perder peso.

Soluble o insoluble

Una de las maneras principales de clasificar la fibra es según su solubilidad en agua.

Las fibras insolubles no son solubles en agua, e incluyen lignina y celulosa. El salvado es la fuente más común de fibra, y el salvado de trigo es la fuente más común de salvado. Esta clase de fibra aumenta el peso de la deposición, así como la frecuencia de movimientos intestinales; por consiguiente evita el estreñimiento, las hemorroides y otros desórdenes intestinales. Entre las buenas fuentes de fibra insoluble se incluyen cáscaras de verduras y frutas, granos integrales, frijoles secos, trigo bulgur y cereales ricos en fibra.

Buenas fuentes de fibra soluble son frutas, garbanzos, lentejas, frijoles, zanahorias, avena y arroz.

Existen siete clases principales de fibra:

1. *Celulosa.* La celulosa es la forma no digerible de fibra que se encuentra en las capas exteriores de frutas y verduras. El salvado de trigo es rico en celulosa y es relativamente soluble en agua. Este tipo de fibra es excelente para tratar estreñimiento, hemorroides y venas varicosas.

2. *Hemicelulosa.* La hemicelulosa es un carbohidrato complejo no digerible que absorbe agua. Se encuentra en paredes celulares de plantas, cereales integrales, manzanas, frijoles y vegetales de hoja verde.

3. *Pectina.* La pectina, sustancia que mantiene unidos los tejidos de las plantas, se encuentra en todas las paredes de las células en las plantas, así como en la piel exterior y la corteza de frutas y verduras. La pectina se encuentra en manzanas, zanahorias, frutas cítricas, arvejas, cáscara de manzanas y otras cáscaras de frutas y verduras.

4. *Goma.* Esta clase de fibra es similar a la hemicelulosa, pero se encuentra en la capa interior de la capa endosperma de nueces, semillas, legumbres y granos.

5. *Mucílago*. Este tipo de fibra es el mismo que las gomas. La goma guar, la cáscara psyllium y el glucomannan son ejemplos de mucílagos.

6. *Lignina*. Esta forma de fibra es excelente para bajar el colesterol y ayudar a prevenir cálculos biliares. La lignina tiene actividad contra cáncer, hongos, bacterias y virus. Se cree que ayuda a proteger contra el cáncer de mama. La linaza es la fuente más abundante de ligninas, pero las legumbres integrales y las semillas también son fuentes de ligninas.

7. *Algas polisacáridas*. Esta última clase de fibra es un producto de las algas marinas.

Agregue fibra lentamente

Una persona con bajo consumo de fibra es importante que la aumente poco a poco para evitar el desarrollo de hinchazón excesiva, gases y calambres. Se necesita un mes o más para introducir suficientes alimentos ricos en fibra en la dieta de alguien. Empiece por preferir pan integral sobre el pan blanco, escoja frutas enteras en vez de jugos, y prefiera papas asadas con cáscara a las papas fritas o al puré de papas. Introduzca gradualmente más frijoles y granos integrales a la dieta.

Otro modo de aumentar la fibra en la dieta es tomar suplementos de fibra como psyllium, salvado de arroz, avena o salvado de trigo. Tome siempre agua suficiente al incrementar su consumo de fibra. Beba un mínimo de medio galón de agua al día, o una onza de agua por cada kilo de peso corporal. También tenga cuidado de no comer salvado de trigo con vitaminas, porque el ácido pítico del trigo en el salvado puede amarrar minerales como magnesio, zinc y hierro. Si usted escoge un suplemento de fibra, tómelo a horas distintas que sus suplementos de vitaminas y minerales.

La mejor manera de obtener todas las clases importantes de fibra en la dieta es consumir una dieta rica en granos integrales, frijoles, además de frutas y verduras frescas.

CÓMO RESALTAR EL SABOR
DE LOS VEGETALES

Hace poco oí de una mujer que fue a un restaurante en la costa central de California y pidió una ensalada verde. El mesero olvidó llevarle aderezo, por lo que ella empezó a agarrar varias verduras con los dedos y a mordisquearlas. Se asombró de su sabor y exclamó a sus amigos: «¡Tengo cincuenta y dos años, y esta es la primera vez que saboreo la lechuga!»

Los productos en ese restaurante particular eran muy frescos (la lechuga y otras verduras se habían recogido esa mañana de granjas que quedaban a treinta kilómetros de distancia). Esta mujer había comido toda su vida productos que no crecían en la localidad, y que suavizaba con aderezos de ensaladas. Se asombró del sabor de las verduras que creía conocer muy bien.

Siempre que sea posible, recomiendo que una persona coma productos orgánicos y cultivados en la localidad. Una gran actividad familiar es un viaje semanal al mercado de granjas más cercano para seleccionar frutas y vegetales que hasta podrían tener algo de tierra adherida, pero que es improbable que les hayan agregado pesticidas o ceras.

Algo que muchas personas descubren cuando comienzan a comer a la manera en que lo hacía Jesús es que disfrutan el sabor de alimentos frescos como nunca antes. La verdad es que demasiados individuos en nuestra nación han vivido acostumbrados a alimentos cargados de sal, azúcar, aditivos, grasas hidrogenadas y otros artículos usados para procesar alimentos. Como nación parece que hemos olvidado a qué sabe la comida integral y fresca.

¿AÑADIR SÓLO SAL Y PIMIENTA?

Una de las prácticas más comunes para cocinar es agregar sal y pimienta prácticamente a todo plato. Aunque estos son buenos aditivos para algunos alimentos, recomiendo que se limite el consumo de sal.

La adicción al azúcar se ha reconocido por décadas, pero la adicción a la sal es un área de estudio relativamente nueva. Algunas personas parecen ansiar comidas saladas, y los fabricantes de alimentos están listos para sacar provecho de esto.

La sal es un compuesto de sodio y cloro. El sodio es un gran culpable relacionado con las enfermedades. La mayoría de estadounidenses ingieren dos veces más sodio que potasio. Sin embargo, para tener una salud óptima se recomienda una proporción de cinco o más partes de potasio por una de sodio. Esto significa que se debe consumir al menos cinco veces más potasio que sodio. La cantidad de sodio necesaria para mantener el equilibrio sodio-potasio para la mayoría de adultos es menos de doscientos miligramos de sal al día, lo que equivale a un décimo de cucharadita de sal diaria. Un típico estadounidense adulto consume entre seis y veinticinco miligramos de sal por día, con un exceso aproximado de diez gramos diarios. ¡Eso es veinte veces más que la cantidad adecuada!

Como rutina encuentro pacientes que me dicen: «Nunca salo mi comida». Lo que quieren decir es que casi no usan un salero en la mesa. Falsamente creen que su consumo de sal es bajo, aun cuando los alimentos procesados forman gran parte de su dieta. Lo triste del asunto es que los alimentos procesados son muy ricos en contenido de sodio. Revise la etiqueta la próxima vez que agarre una lata de sopa o vegetales.

Quienes ansían sal a menudo son personas que se sienten fatigadas y exhaustas. Tienden a tener lenta la función adrenalínica.

Aproximadamente uno de cada cuatro adultos estadounidenses sufren de hipertensión, o presión sanguínea alta, y todo esto ha estado vinculado el excesivo consumo de sodio.

Las mejores maneras de cambiar este porcentaje e incrementar el consumo de potasio son: comer más frutas y vegetales frescos, que tienen mayor concentración de potasio que de sodio; disminuir dramáticamente el consumo de comidas rápidas procesadas; y dejar de usar el salero. Si a usted le encanta el sabor de la sal, utilice un substituto de sal como NoSalt o NuSalt. Si le es necesario usar sal, prefiera sal Celtic, que se consigue en la mayoría de tiendas naturistas.

HIERBAS Y CONDIMENTOS USADOS EN TIEMPOS DE JESÚS

La gente en los tiempos bíblicos usaba una amplia variedad de hierbas y condimentos, no sólo porque daban sabor a las comidas sino también por propósitos medicinales. Sólo algunos de estos se mencionan en la Biblia:

Culantro

El maná les supo a los israelitas como el culantro. A este hoy día se le conoce mejor como cilantro. Se le ha llamado «remedio celestial».

El culantro es una planta anual de la familia del perejil o la zanahoria. Su fruto consiste de semillas globulares grisáceas, que tienen un agradable aceite aromático. El culantro se ha usado para dar sabor a pasteles, carnes, caramelos, ensaladas, encurtidos, sopas y hasta vino.

El culantro se ha usado por siglos para tratar dolencias estomacales menores, como indigestión, flatulencia y diarrea. Actualmente también se usa para aliviar dolores musculares y de articulaciones.

Se puede hacer un buen condimento basado en yogurt para utilizar con pollo, cordero o pescado a la parrilla, agregando a una taza de culantro picado y ocho onzas de yogurt un diente de ajo, una cucharadita de vinagre, media cucharada de sal, y media cucharada de comino. Licue esto y póngalo a enfriar antes de servir.

Hisopo

Muchos eruditos bíblicos creen que el hisopo era una clase de mejorana, parte de la familia de las mentas. El hisopo crecía abundantemente en Israel y en la Península del Sinaí durante los tiempos bíblicos, y aún se usa en gran manera en el Oriente Medio para dar sabor y en tés medicinales.

El hisopo es conocido por ayudar a evitar que la sangre se coagule. Es un agente descongestionante. También se ha demostrado en experimentos modernos que detiene el crecimiento del virus del herpes, el cual ocasiona fuegos en labios y genitales. El Dr. James Balch declara que el hisopo promueve la expulsión de mucosidad del tracto respiratorio, alivia la congestión, regula la presión sanguínea y disipa los gases.

Menta

Aunque el sabor de la menta es muy agradable para la mayoría de personas, muchos eruditos bíblicos la enumeran entre las consideradas «hierbas amargas» en Éxodo 12.8 y Números 9.11. Se cree que otras hierbas amargas eran las hojas de escarola, achicoria, lechuga, berro, acedera y diente de león, todas las cuales se comían en tiempos bíblicos como una especie de «ensalada». Las dos especies principales de menta que crecen en todo el Oriente Medio son la menta y la menta verde.

Romanos y griegos usaban la menta para evitar que la leche se riegue. A menudo ofrecían menta después de la comida como ayuda digestiva. Herboristas modernos recomiendan la menta para dolores menstruales, náuseas, resfriados, gripe, mareos, acidez estomacal, fiebre, dolor de cabeza e insomnio.

La menta también es antiespasmódica. Suaviza los músculos del tracto intestinal y la matriz. Se ha demostrado que es buena contra las náuseas, así como para estimular la menstruación. Las mujeres que tienen un historial de abortos deben evitar la menta como tratamiento contra las náuseas.

Perejil

La Biblia identifica un grupo de plantas como «especias aromáticas» (Cantares 5.13). Se cree que el perejil es una de esas especias. Este crece abundantemente en Israel. Es una de las primeras hierbas en aparecer en la primavera, quizás por eso es parte de las comidas más tradicionales de Pascua.

El perejil es una gran fuente de vitaminas A y C. Dos de los químicos en él, el apiol y la miristicina, actúan como un laxante suave y un diurético fuerte. Su acción diurética ayuda a controlar la presión alta. A menudo en Alemania se prescribe el té de perejil para ese propósito.

Investigaciones científicas han demostrado que el perejil bloquea la formación de histaminas, el químico que dispara ataques alérgicos. Ayuda a quienes sufren de fiebre del heno o presentan un brote de urticaria. El Dr. James Balch declara que el perejil alivia los gases, estimula la actividad normal del sistema digestivo y refresca el aliento. También ayuda en las funciones de vejiga, riñones, hígado, pulmones, estómago y tiroides. Es bueno contra enuresis, hipertensión, edema, mal aliento, gases, y problemas renales.

Otras hierbas

Hierbas como eneldo, comino, azafrán de las indias, canela, azafrán y mostaza son especias comunes en la cocina del Oriente Medio. Aunque no se mencionan en la Biblia, realzan en gran manera el sabor. Le animo a usted que experimente con ellas.

¿QUÉ COMERÍA JESÚS?

Jesús consumía una dieta repleta de vegetales, especialmente ajo, cebolla, puerro, frijoles y lentejas. A menudo estos vegetales eran un plato principal y por rutina se realzaban con hierbas y especias comunes en Israel.

Podemos comer como lo hacía Jesús agregando más vegetales a nuestra dieta y comiéndolos frescos, crudos y enteros, cocidos ligeramente al vapor o refritos en aceite de oliva.

CAPÍTULO SIETE

LAS GRASAS QUE JESÚS COMÍA

LAS GRASAS QUE TENDEMOS A CONSUMIR HOY DÍA en Estados Unidos no son las mismas que Jesús comía. Por desgracia sufrimos las consecuencias.

Los estadounidenses como un todo comen demasiadas grasas saturadas, hidrogenadas, parcialmente hidrogenadas, refinadas y polisaturadas muy procesadas. También consumen demasiados alimentos fritos.

Las grasas saturadas se encuentran principalmente en productos lácteos, carnes, manteca, muchos alimentos fritos y huevos. Todos estos productos son culpables especialmente en esta categoría: Leche entera, helado, leche en polvo, grasas visibles y veteadas en carnes de hamburguesas y churrascos, y piel de pollo.

Las grasas hidrogenadas se encuentran principalmente en margarinas, mantequilla, manteca y mantequillas de maní.

Las grasas parcialmente hidrogenadas se agregan rutinariamente a alimentos procesados para aumentar el sabor y la «consistencia en la boca». Estas grasas se encuentran en papas fritas industrializadas, galletas saladas, pizza, aderezos de ensalada, mayonesa, comidas congeladas, galletas, tortas, tentempiés y pasteles.

Las grasas polisaturadas provienen en realidad de ácidos grasos insaturados de vegetales, granos, nueces y semillas. Sin embargo, la mayoría de estas grasas disponibles para el consumidor estadounidense se encuentran en forma de aceites muy refinados y procesados de soya, cártamo, girasol, maíz y semillas de algodón. El problema aquí no es la fuente de la grasa sino especialmente el proceso de refinamiento que produce peróxidos lípidos, los cuales crean radicales libres que a su vez ocasionan grandes daños al cuerpo en el nivel celular.

Además, cuando las grasas polisaturadas se exponen a la luz, el calor y el aire se vuelven rancias rápidamente. Aunque su condición de rancias sea parcial (de la clase que no huele o sabe) es perjudicial para nuestra salud.

Quizás las más peligrosas de las grasas son las hidrogenadas, que incluyen la margarina, la mayoría de las mantequillas procesadas de maní, y la manteca. Estas grasas se producen al calentar aceites polisaturados a temperaturas muy elevadas, y luego introducir en el aceite gas hidrógeno hasta que se endurezca. El propósito del fabricante es estabilizar el aceite para que su duración sea mayor. No obstante, el resultado es la creación de grasas hidrogenadas.

El perjuicio a la salud no se ocasiona sólo por la liberación de radicales libres que dañan las células del cuerpo, sino también por una interferencia con la capacidad corporal de utilizar los ácidos grasos esenciales. Cuando disminuye esta capacidad, aumentan los niveles de colesterol, incrementando el riesgo de ataques cardíacos y enfermedades cardiovasculares.

La dieta estadounidense normal provee aproximadamente treinta y siete por ciento de sus calorías totales de la grasa.[1] La mayor parte está en forma de grasas polisaturadas y saturadas.

Cuando se trata del consumo de grasas, nuestra meta debe ser doble: primero, disminuir el porcentaje de grasa de nuestra dieta, y segundo, asegurarnos que casi todas nuestras calorías relacionadas con la grasa provengan de alimentos naturales y aceites monosaturados, como el de oliva.

EFECTOS DAÑINOS DEL ACEITE PROCESADO

Así como la mayoría de personas no comprenden cómo se procesa su harina blanca, por lo general tampoco comprenden cómo se procesa el aceite.

La mayoría de aceites procesados vienen de semillas naturales como las de girasol. A estas semillas se les calienta a elevadas temperaturas de hasta ciento veinte grados centígrados, y luego se prensan para expulsar el aceite. Al aceite en este proceso se le somete inevitablemente a calor y presión, lo cual aumenta su rancidez.

Después al aceite se añaden solventes (parecidos a la gasolina) para disolver el aceite del grano. Luego se calienta el aceite a más de ciento cincuenta grados centígrados para que se evapore el solvente.

En el paso siguiente se desgoma al aceite, proceso en el cual sale la mayoría de nutrientes, incluyendo minerales como calcio, magnesio, hierro y cobre, así como clorofila, fosfolípidos y lecitina.

Para este momento el aceite tiene un matiz amarillento, por lo que se le blanquea a altas temperaturas; esto causa más rancidez y la formación de más peróxidos lípidos. Entonces el aceite dañado se desodoriza a temperaturas de más de doscientos sesenta grados centígrados entre treinta minutos y una hora.

El resultado final es un aceite inodoro y claro que aparece estéril y puro, pero que en realidad está lleno de peróxidos lípidos tóxicos que pueden ocasionar importantes reacciones radicales libres, las cuales conducen a condiciones cardiovasculares y cáncer.

ALTERNATIVA SALUDABLE:
ACEITE DE OLIVA

Cuando los israelitas vagaban en el desierto recibieron la promesa de Dios de que serían conducidos a una «tierra de olivos» (Deuteronomio 8.8). En realidad lo era.

El árbol de aceitunas es de los que más viven... muchos duran más de mil años, y se calcula que algunos de los árboles vivos en

Israel hoy día existieron hace dos mil años, cuando Jesús caminó sobre la tierra. Algunos de estos antiguos olivos están en la región del huerto de Getsemaní.

Los olivos no sólo tienen larga vida sino que también están entre los más fuertes. A través del tiempo la tierra de Israel ha sido devastada por guerras, y se han destruido muchos de los huertos de aceitunas. Sin embargo, los olivos parecen tener la capacidad de volver a crecer aun cuando parezcan estar muertos.

El pan que se hacía en la época de Jesús era «plano», similar al pan árabe, y se hacía usando aceite de oliva. Los mejores panes se hacían con la harina más pura y el más puro aceite, y se llevaban al templo de Jerusalén como ofrenda.

En 1 Reyes 17 encontramos la historia de Elías y la viuda de Sarepta. Elías fue dirigido a Sarepta en medio de una gran hambruna. Allí encontró una madre sola y viuda que recogía leña con la esperanza de hacer un pequeño fuego y cocinar su última comida de harina y aceite en forma de una torta para ella y su hijo. Elías se acercó a la mujer y le pidió un poco de agua y que le diera una torta de pan. Ella replicó que lo único que tenía era un puñado de harina en una tinaja y un poco de aceite en una vasija.

Por lo general se necesitaban tres puñados de harina para hacer un pan plano; en otras palabras, sólo tenía los ingredientes para casi un tercio de una barra de pan.

Elías le profetizó a la mujer:

No tengas temor ... pero hazme a mí primero de ello una pequeña torta cocida debajo de la ceniza, y tráemela; y después harás para ti y para tu hijo. Porque Jehová Dios de Israel ha dicho así: La harina de la tinaja no escaseará, ni el aceite de la vasija disminuirá, hasta el día en que Jehová haga llover sobre la faz de la tierra (vv. 13-14).

La mujer hizo como Elías pidió, y leemos más adelante en este capítulo que por tres años no escasearon la harina en la tinaja ni el aceite en la vasija.

En la mayor parte de la historia, los olivos han sido abundantes en la tierra de Israel. En 1 Reyes 5.11 leemos que el rey

Salomón le daba a Hiram, rey de Tiro, un obsequio anual a cambio de los cedros del Líbano que de Tiro salían para la construcción del templo. Este obsequio de Salomón incluía «veinte mil coros de trigo para el sustento de su familia, y veinte coros de aceite puro». ¡Veinte coros de aceite puro eran más de cien mil galones de aceite de oliva!

El prensado de las aceitunas

El olivo se cultivó por primera vez en las naciones mediterráneas hace más de seis mil años. Muchos creen que se cultivó primero en Grecia. Hoy día España e Italia producen más del cincuenta por ciento de las olivas y del aceite de oliva en el mundo. California es el primer estado productor de aceitunas en EE.UU.

Durante los días de Jesús se comían aceitunas crudas y cocidas, pero la mayoría se prensaban para extraer aceite.

La noche anterior a su crucifixión, Jesús fue a orar al huerto de Getsemaní. Este huerto estaba situado en la colina más baja del Monte de los Olivos… nombre acertado por sus bosquecillos de olivos. Los olivos crecían allí para que se pudiera cosechar el aceite y llevarlo directamente desde el valle profundo al templo. Estos árboles producían el aceite que ardía en los enormes candelabros del templo, así como el aceite usado para el pan y los sacrificios de harina, y para hacer los doce panes sin levadura. Los bosquecillos estaban a una distancia de un día de reposo del templo, lo cual permitía llevar el aceite de las prensas de aceitunas al templo; incluso en el día de reposo debería haber una corta distancia.

La palabra *Getsemaní* se deriva de un vocablo hebreo que literalmente significa «prensa de aceite». El huerto de Getsemaní era por consiguiente el lugar donde se prensaban aceitunas.

El aceite se extraía de las aceitunas usando una enorme prensa de madera. En tiempos del Antiguo Testamento se extraía algo de aceite pisando las aceitunas. En Miqueas 6.15 leemos: «Pisarás aceitunas, mas no te ungirás con el aceite». Se extraía algo de aceite al prensar el fruto en un molino redondo.

El aceite de oliva no sólo se utilizaba para cocinar; también se usaba como ungüento para hacer medicinas, como parte de cosméticos, y como un componente del jabón. Aun hoy, el jabón de castilla se hace de aceite puro de oliva.

No solamente las lámparas del templo se llenaban con aceite de oliva; también las lámparas de los hogares de la gente. Jesús contó una parábola acerca de diez vírgenes que tomaron sus lámparas y salieron a encontrarse con el novio, y sólo cinco de ellas tenían aceite suficiente para iluminar el camino durante la marcha nupcial (véase Mateo 25.1-13). Estas lámparas habrían quemado aceite de oliva.

El aceite de oliva se usaba simbólicamente para ungir. Los profetas eran ungidos con aceite cuando asumían sus funciones (véase 1 Reyes 19.16). Los sacerdotes eran ungidos con aceite (Levítico 8.12), y los reyes eran ungidos con aceite por un profeta o un sacerdote (1 Samuel 16.13). A través de las Escrituras la unción con aceite de oliva simbolizaba típicamente impartir el Espíritu Santo.

Una práctica común de hospitalidad era dar aceite a un invitado para que se ungiera el cabello, el rostro y las manos… algo así como un aderezo para la piel y el cabello antes de participar en una comida. El lavado de pies y manos, y la unción de aceite en cabello y piel señalaban el principio de una comida adecuada. Salmo 23.5 dice:

Aderezas mesa delante de mí en presencia de mis angustiado-
res;
Unges mi cabeza con aceite;
Mi copa está rebosando.

Este uso de aceite al inicio de una comida señalaba que ambas partes la compartían en presencia del Espíritu de Dios; es decir, se esperaba un ambiente agradable, de fe y amor.

La práctica de ungir con aceite también se asociaba con sanidad, una práctica que continúa en la iglesia moderna. Leemos en Santiago 5.14: «¿Está alguno enfermo entre vosotros? Llame a los ancianos de la iglesia, y oren por él, ungiéndole con aceite en el nombre del Señor».

USO DE ACEITE DE OLIVA PARA COCINAR

Desde tiempos antiguos el aceite de oliva se usaba en la fabricación de pan y como ingrediente de muchos otros platos. También se usaba como mantequilla para el pan. Aun hoy cuando se le agrega pimienta, otras especias y hierbas se le llama «mantequilla italiana»… bocados de pan que se untan de aceite en el momento de comer. (A propósito, los italianos consumen cien veces más aceite de oliva que los estadounidenses.)[2]

DIFERENTES CLASES DE ACEITES DE OLIVA

No todos los aceites de oliva son iguales. Vienen en diferentes grados, dependiendo de la presión de la cual se deriva el aceite. En la prensa de olivas, las aceitunas completas e intactas se prensan mecánicamente varias veces sin calor. Es más, la temperatura de la extracción del aceite varía entre quince y cuarenta y cinco grados centígrados. El aceite extra virgen de oliva es el primer aceite al prensar las aceitunas; el aceite se extrae, se filtra y no sufre más refinamiento. Este es el aceite de mayor calidad. Hay pautas muy estrictas para que a un producto se le llame «extra virgen». Este aceite es del final de la primera o la segunda prensada.

Para máximo beneficio de salud, el aceite de oliva para el consumo debe ser extra virgen o virgen. Si una botella de aceite de oliva no está etiquetada como «extra virgen» o «virgen», entonces el aceite se ha refinado de alguna manera. Si las aceitunas se han dañado y se están echando a perder, el aceite es de menor calidad y se debe refinar. Lo mismo ocurre al prensar el fruto después de la segunda prensada. En el proceso de refinamiento se desgoma, refina, blanquea y desodoriza al aceite de oliva. Se calienta por sobre ciento cincuenta grados centígrados, lo cual lo transforma químicamente y le hace perder muchos de sus efectos saludables.[3]

Cuando se usaba aceite de oliva como ofrenda, era aceite de la primera triturada de las aceitunas más puras y finas, y se llevaba al templo en jarras selladas.[4]

Una sola cucharada de aceite de oliva tiene lo siguiente:

Calorías	119
Vitamina E	3-30 mg.
Ácidos grasos monosaturados (oleicos)	56-83%
Ácidos polisaturados no grasos (linoleicos)	3,5-20%
Ácidos grasos saturados	8,0-23,5%

El aceite de oliva se compone principalmente de grasa monosaturada, específicamente ácido oleico, el cual forma 75% de la grasa total. El ácido oleico disminuye los niveles de colesterol.

El aceite de oliva también contiene grasa saturada llamada ácido palmítico, el cual consta de 10% de aceite de oliva con promedio de 10% de grasa polisaturada y ácido linoleico. Otros ácidos grasos saturados, así como otro ácido graso monosaturado, componen el contenido de grasa del restante 15%.

Las grasas monosaturadas y las bajas cantidades de grasa saturada en el aceite de oliva lo hacen muy estable, lo cual le otorga larga vida. El aceite de oliva no necesita refrigeración, a diferencia de las grasas polisaturadas que rápidamente se vuelven rancias.

Muchas personas suponen que cuando leen la expresión *ácidos grasos* se trata de algo que se debe evitar, pero la verdad es lo contrario. Como analizamos en el capítulo sobre el pescado, ¡necesitamos ácidos grasos esenciales para nuestra salud! La persona promedio tiene aproximadamente entre sesenta y cien billones de células en el cuerpo, y cada una de ellas está rodeada por una membrana grasosa. Esta membrana celular deja entrar nutrientes a la célula y deja salir desperdicios de ella. Las membranas en las células cerebrales permiten el flujo rápido y eficaz de impulsos eléctricos, lo cual se relaciona directamente con claridad de pensamiento y memoria. Los ácidos grasos esenciales ayudan a mantener el desarrollo de la membrana y a mejorar su función. El aceite de oliva extra virgen es de gran ayuda para el desarrollo y la salud de la membrana celular.

Se ha demostrado que el aceite de oliva ayuda a disminuir los niveles de colesterol LDL (malo) y a aumentar los de colesterol HDL (bueno). En contraste, las grasas polisaturadas como los aceites de girasol, cártamo, maíz y soya disminuyen el colesterol bueno y aumentan el malo. Sin embargo, también ocasionan un incremento en la oxidación del colesterol LDL. El Dr. Daniel Steinberg de la Universidad de California descubrió que el aceite de oliva bloquea de veras la oxidación del colesterol LDL. Le dio a un grupo de voluntarios aproximadamente 40% de sus calorías grasosas en grasas monosaturadas... cerca de tres cucharadas diarias de aceite de oliva. El otro grupo recibió aceite de girasol, una grasa polisaturada. En una fecha posterior examinó el colesterol en ambos grupos, y descubrió que el que consumió aceite de oliva tenía la mitad de la oxidación en su colesterol LDL. El colesterol oxidado tiene mayor tendencia a formar placa, y por consiguiente a obstruir las arterias. ¡Cualquier cosa que una persona pueda hacer para evitar la oxidación del colesterol LDL es valiosa![5]

Otro estudio histórico importante en este campo es el que realizaron en la década de los cincuenta el Dr. Keys y sus colegas. Estudiaron a doce mil hombres de mediana edad en siete países distintos por treinta años. Cuando compararon grupos del norte de Europa, de Japón y de Estados Unidos, descubrieron que los porcentajes de mortalidad por enfermedades coronarias eran considerablemente más bajos en los hombres griegos.[6]

La isla de Creta tiene una de las menores incidencias de enfermedades cardíacas y cáncer. Cerca de 45% de las calorías en la dieta del pueblo proviene de grasas, y casi 33% de estas calorías son del aceite de oliva. Los residentes de Creta consumen más aceite de oliva por persona que cualquier otra nación. ¡A veces beben el aceite directamente del frasco! En un período de quince años, 38 de cada diez mil cretenses murieron de males cardíacos, en comparación con los 773 estadounidenses por cada diez mil. Dicho en otras palabras, los Estados Unidos tenían veinte veces más afecciones cardíacas que Creta.

La mayoría de las demás naciones mediterráneas también tienen bajos índices de males cardíacos, aun cuando sus habitantes consumen más grasa que los estadounidenses. La diferencia es que el 75% de sus calorías provienen de grasas monosaturadas (aceite de oliva). Los médicos italianos por lo general recomiendan aceite de oliva a sus pacientes que han sufrido ataques cardíacos. Las propiedades benéficas del aceite de oliva en la función plaquetaria es una de las razones de esto. El aceite de oliva ayuda a disminuir la adherencia de las plaquetas, y por tanto ayuda a prevenir trombosis coronaria y obstrucción sanguínea.[7]

El aceite de oliva también funciona en el cuerpo para estimular la contracción de la vesícula biliar. Esto ayuda a eliminar residuos biliares e incluso pequeños cálculos. Usted debería consultar a su médico, sin embargo, antes de consumir aceite de oliva para este fin.

El aceite de oliva alivia el estreñimiento porque funciona como un suave laxante natural. Por lo general se recomienda una o dos cucharadas antes de acostarse como dosis para ayudar a aliviar el estreñimiento.

El aceite de oliva tiene también otros componentes nutritivos, conocidos generalmente como componentes nutritivos menores. Estos incluyen antioxidantes como vitamina E, betacaroteno, lecitina, clorofila y esqualenos, los cuales ayudan a oxigenar los tejidos. También contiene fitosteroles, que ayudan a bajar los niveles de colesterol, así como polifenoles, que tienen propiedades antioxidantes y de mejoramiento del sistema inmunológico. En las aceitunas se encuentran muchos otros fitonutrientes, todos los cuales tienen efectos de ayuda a la salud.

Beneficios de raíces y hojas

El extracto de hojas de oliva, que no se obtiene de las aceitunas sino de las hojas, es rico en fitoquímicos, siendo el más eficaz el oleuropein. Según el Dr. James Balch, el extracto de hojas de oliva ha demostrado ser eficaz contra prácticamente todos los virus y bacterias en que se ha examinado. Es útil para tratar dolores de garganta, sinusitis, enfermedades de la piel e infecciones por hongos y bacterias. También ayuda contra el síndrome de fatiga crónica, artritis inflamatoria, soriasis y diarreas.[8]

Las raíces de los olivos se usaban en construcción. Al haber crecido en el hogar de un carpintero, es muy probable que Jesús haya conocido el uso de madera de olivo en la construcción de gabinetes, puertas y muebles. En 1 Reyes 6 leemos que el rey Salomón ordenó que los querubines del templo, las puertas interiores y exteriores, y los postes del santuario se hicieran de madera de olivo.[9]

CÓMO INCORPORAR ACEITE DE OLIVA EN LA DIETA

Una de las mejores maneras de incorporar aceite de oliva extra virgen a la dieta es usarlo en ensaladas como aderezo. Combínelo con vinagre balsámico o de sidra de manzana. (En el último capítulo de este libro se encuentra la receta.)

También es buena idea utilizar aceite de oliva en vez de mantequilla o de grasas polisaturadas para cocinar.

Cuando cambie a aceite de oliva, hágalo gradualmente. (Como observé, el aceite de oliva tiene efectos laxantes.)

¿QUÉ COMERÍA JESÚS?

Es muy probable que Jesús consumiera a diario aceite de oliva extra virgen.

Podemos seguir el ejemplo de Jesús al utilizar aceite de oliva en vez de mantequilla, de otros aceites y de aderezos de ensaladas. ¡El aceite de oliva es la mejor opción para cocinar y comer!

CAPÍTULO OCHO

BEBIDAS QUE JESÚS TOMABA

NO HACE MUCHO TIEMPO UN AMIGO MÍO LE PREGUNTÓ a una mesera cuáles eran en su experiencia las bebidas más comúnmente solicitadas. Ella indicó que las más populares eran las gaseosas. La segunda bebida más popular era «agua con limón». ¡Mi más efusivo aplauso por la preferencia número dos!

Sabemos con seguridad que una bebida que Jesús tomaba era agua. Una de sus más famosas historias en el Nuevo Testamento tiene que ver con tomar agua. En Juan 4 leemos que Jesús iba de Galilea a Jerusalén, y cuando pasó por Samaria Él y sus discípulos estaban cansados del viaje y se sentaron al lado de un pozo. Los discípulos fueron a la ciudad de Sicar a comprar alimentos, y Jesús se quedó en ese pozo. Una mujer de Samaria se acercó a sacar agua, y el Señor le dijo: «Dame de beber.»

A la mujer le sorprendió que Jesús le pidiera agua porque judíos y samaritanos tenían poco que ver entre sí, pero accedió. Jesús le dijo: «Si conocieras el don de Dios, y quién es el que te dice: Dame de beber; tú le pedirías, y Él te daría agua viva» (v. 10). Jesús se refería al don de vida eterna y a morar en la presencia del Espíritu de Dios.

117

Las mujeres en la época de Jesús eran responsables de mantener agua en sus hogares. Se les entrenaba desde niñas para sacar agua de pozos o manantiales, por lo general en la tarde. Era común que una mujer llevara su propio cántaro hasta el pozo, lo llenara de agua, y luego lo llevara a casa, ya sea en la cabeza o en el hombro. A veces era necesario hacer varios viajes hasta el pozo para tener una adecuada cantidad de agua en casa. En algunos casos una mujer también debía llevar un balde y una cuerda para sacar agua. En el pozo de Sicar aparentemente no había balde ni cuerda, y por eso Jesús pidió a la mujer que sacara agua para Él, porque ella le dijo: «Señor, no tienes con qué sacarla, y el pozo es hondo. ¿De dónde, pues, tienes el agua viva?» (v. 11).

El agua siempre ha sido un artículo apreciado en Israel. Sin ella, la gente moriría. Los pozos eran profundos y bien resguardados. La gente creía que el famoso pozo donde Jesús conoció a esta mujer samaritana fue cavado en tiempos de Jacob y dado a su hijo José. Aun existe hoy día.

Cuando los israelitas vagaban en el desierto de la Península de Sinaí, en dos ocasiones necesitaron agua desesperadamente. En ambos casos el agua se les suministró de modo sobrenatural. En Éxodo 17.6 vemos cómo el Señor ordenó a Moisés que golpeara la roca, y cuando lo hizo salió agua a borbotones. En Números 20.8 Dios instruyó de nuevo a Moisés que tomara su vara y hablara a una roca para que le diera agua. Los israelitas debieron añorar la tierra prometida que había en su futuro… una tierra de la que Dios les había dicho que sería «de arroyos, de aguas, de fuentes y de manantiales, que brotan en vegas y montes» (Deuteronomio 8.7).

EL NUTRIENTE MÁS IMPORTANTE PARA EL CUERPO

El agua es el nutriente más importante para el cuerpo humano. En realidad el cuerpo humano consta principalmente de agua; casi dos terceras partes de su peso es agua.

La persona promedio que esté consciente y en movimiento puede vivir más o menos cuarenta días sin comer, pero sólo de tres a cinco días sin agua. El agua es necesaria para casi todas las funciones corporales como circulación, digestión, absorción y excreción. El agua es vital para transportar nutrientes a todas las células del cuerpo. Toda célula en el cuerpo produce alguna clase de desperdicios metabólicos como ácido láctico, urea y ácido úrico. Un consumo adecuado de agua es esencial para eliminar del cuerpo esos productos residuales por medio del torrente sanguíneo y los órganos excretores.

El mayor componente de todos los fluidos en el cuerpo es agua: saliva, jugo gástrico, bilis, jugos pancreáticos, secreciones intestinales y sangre. El fluido cenobial, que lubrica las articulaciones, se compone en su mayor parte de agua. Pacientes con artritis y dolor en articulaciones necesitan definitivamente un consumo extra de agua para que lubrique sus articulaciones.

Al envejecer, muchos individuos desarrollan enfermedades discales degenerativas en nuca y espalda. Esto generalmente lo causan discos gastados debido a inadecuado fluido en su interior. El disco se compone de un material fibroso llamado *núcleo pulposo*. La composición principal de este material gelatinoso es agua. Cuando los discos se deshidratan están más propensos a degenerarse y finalmente a herniarse, lo que desarrolla muchas enfermedades discales degenerativas y artritis. Una persona que maneja un auto con una llanta casi desinflada descubrirá que con el tiempo la llanta se gasta o «se revienta». Un proceso similar ocurre con los discos de la columna: si les falta demasiado fluido, finalmente se degeneran o se hernian.

Las articulaciones están cubiertas de cartílago, el cual es más o menos cinco veces más resbaladizo que el hielo y su contenido es 80% de agua. Si los cartílagos se deshidratan y el fluido cenobial es insuficiente, como resultado aumenta la fricción, causando daños al cartílago y llevando finalmente a la artritis.

El adecuado consumo de agua también es vital para la función pulmonar. El tejido pulmonar con suficiente humedad puede absorber mayor cantidad de oxígeno y excretar mayor cantidad de dióxido de carbono.

El adecuado consumo de agua es necesario para mejorar la presión sanguínea en personas con hipertensión, elevados niveles de colesterol, obesidad, diabetes, asma, problemas gastrointestinales, hernias hiatales, dolor de cabeza, angina, alergias y estreñimiento. El consumo adecuado de agua también ayuda a prevenir cálculos renales y puede retardar el proceso de envejecimiento. Esto último se logra principalmente porque el agua adecuada ayuda a nutrir a las células al llevarles nutrientes, y al extraerles desperdicios celulares.

Finalmente, quienes toman cantidades adecuadas de agua por lo general descubren que tienen más energía porque son más sanos en un nivel celular.

¿CUÁNTA AGUA DEBEMOS TOMAR?

El primer consejo que doy en mi práctica médica a mis pacientes con alguna de las enfermedades mencionadas es aumentar su consumo de agua a por lo menos dos o tres litros de agua filtrada por día. He descubierto entre mis pacientes que el consumo adecuado de agua está directamente relacionado con la eliminación de dolores de cabeza, mejoría de presión sanguínea, mejoría de dolores artríticos y de cuello, y a veces la eliminación total de estas condiciones. En general, descubro que pacientes con todas esas enfermedades crónicas tienen menores síntomas y mejor salud total cuando incrementan su consumo de agua.

Una persona debería beber al menos de dos a tres litros diarios de agua filtrada o destilada. Este es un cálculo más preciso:

Escriba el peso de su cuerpo en libras.

Divida este número por dos.

Beba esa cantidad de onzas al día. Recuerde que ocho onzas de agua es un vaso y cuatro vasos forman un litro.

Por ejemplo, si una persona pesa doscientas libras, entonces la mitad es cien. Cien onzas equivalen a doce vasos y medio de agua, o tres litros más medio vaso.

Recomiendo que una persona beba entre ocho y dieciséis onzas de agua al despertar, y luego beba al menos uno o dos vasos de agua, treinta minutos antes de cada comida y otra vez dos horas después de cada comida. Mantenga el flujo continuo de agua durante todo el día.

A la hora de las comidas limite su consumo de fluidos a sólo cuatro o cinco onzas. El consumo óptimo de agua para la digestión es uno o dos vasos de agua treinta minutos antes de una comida, y luego limitar el consumo de bebidas durante la comida.

La digestión se puede retardar si usted toma bebidas heladas con las comidas. Recomiendo agua sin hielo.

No tome nada de agua a la hora de dormir, porque esto tiende a interferir con el sueño. No recomiendo especialmente el agua a la hora de dormir si la persona tiene la próstata agrandada, una hernia hiatal, o enfermedad de reflujo GE. (Para más información de los efectos benéficos del agua recomiendo mi libro *What You Don't Know May Be Killing You* [Lo que usted no conoce podría estar matándolo], Siloam Press, 2000.)

EL VINO EN LOS TIEMPOS DE JESÚS

El vino era en la época de Jesús algo común en la dieta de la mayoría de las personas, se consumía rutinariamente así como el pan y el agua.

El primer milagro de Jesús fue transformar agua en vino. A principios del evangelio de Juan encontramos la historia en que Él dijo a los siervos en una boda que llenaran de agua seis grandes tinajas, en cada una de las cuales cabían entre veinte y treinta galones. Entonces Jesús convirtió esa agua en vino. Juan escribe acerca de este milagro: «Este principio de señales hizo Jesús en Caná de Galilea, y manifestó su gloria; y sus discípulos creyeron en él» (Juan 2.11).

El vino se hacía comúnmente de uvas, pero también se podía hacer de higos, dátiles y hasta de granadas.

¿TOMABA VINO JESÚS?

Muchos cristianos sostienen la creencia que cualquier clase de vino que Jesús consumiera no estaba fermentado. La razón que dan es que Jesús era «nazareo». El voto nazareo, que se remonta a la Ley de Moisés, se encuentra en Números 6. Este es el aspecto específico del voto relacionado con el vino:

> Habló Jehová a Moisés, diciendo: Habla a los hijos de Israel y diles: El hombre o la mujer que se apartare haciendo voto de nazareo, para dedicarse a Jehová, se abstendrá de vino y de sidra; no beberá vinagre de vino, ni vinagre de sidra, ni beberá ningún licor de uvas, ni tampoco comerá uvas frescas ni secas. Todo el tiempo de su nazareato, de todo lo que se hace de la vid, desde los granillos hasta el hollejo, no comerá (vv. 1-4).

También como parte del voto nazareo, una persona se debía dejar crecer los mechones de pelo. La persona bajo el voto nazareo no debía acercarse a un cadáver, ni siquiera el de su padre, madre, hermana o hermano.

El voto nazareo se consideraba una promesa en la cual una persona estaba dedicada a un servicio especial y sagrado. El voto lo podía hacer el individuo o sus padres. Esta dedicación, que en hebreo se llama *nazir*, podía durar toda una vida o sólo un tiempo limitado.

Había provisión para quienes cumplían sus días de separación con el fin de hacer una ofrenda especial ante el Señor, y «después el nazareo podrá beber vino» (Números 6.20).

El entendimiento de que Jesús vivió bajo un voto nazareo se extrae de dos creencias, ninguna de las cuales se establece claramente en la Biblia. Primera, algunos sostienen que el Padre celestial de Jesús lo había separado para un servicio especial y sagrado, y por consiguiente vivió bajo un voto nazareo toda la vida. Según la segunda creencia, Jesús era un verdadero nazareo, ya que en las Escrituras se le llama nazareno. Mateo escribió en su evangelio acerca de Jesús: «Vino y habitó en la ciudad que se llama Nazaret, para que se cumpliese lo que fue dicho por los profetas, que habría de ser llamado nazareno» (2.23). Es necesario observar que todos los que vivían en Nazaret eran nazarenos, pero seguramente no todos los que vivían allí eran nazareos. Sin embargo, en el Antiguo Testamento no hay profecías específicas de que al Mesías se le llamaría nazareno o nazareo. Los profetas a los que se refería Mateo muy bien podrían haber sido profetas citados en las tradiciones judías, o podrían haber sido profetas que estaban profetizando en la época de Jesús.

Una persona que vivió bajo un voto nazareo fue Sansón. En Jueces 13 encontramos esta instrucción dada a los padres de Sansón aun antes de que este naciera: «He aquí que tú concebirás, y darás a luz un hijo; por tanto, ahora no bebas vino, ni sidra, ni comas cosa inmunda, porque este niño será nazareo a Dios desde su nacimiento hasta el día de su muerte» (v. 7).

La Biblia también menciona a otras dos personas que fueron dedicadas a ser nazareas desde antes de nacer: Samuel (1 Samuel 1.11) y Juan el Bautista (Lucas 1.15). Sin embargo, repito que no hay mención de que Jesús fuera dedicado de este modo ni por sus padres terrenales ni por su Padre celestial.

Lo único que en realidad podemos concluir con seguridad acerca de si Jesús fue o no nazareo es esto: No hay mención en el Nuevo Testamento, sea de parte de Jesús o de los apóstoles, de que Él hiciera un voto nazareo, ya sea temporal o permanentemente.

Nada de vino para los sacerdotes en servicio

Otros señalan una ley levítica como evidencia de que Jesús no bebió vino fermentado. En Levítico encontramos este mandato del Señor a Aarón, el sumo sacerdote:

> Tú, y tus hijos contigo, no beberéis vino ni sidra cuando entréis en el tabernáculo de reunión, para que no muráis; estatuto perpetuo será para vuestras generaciones, para poder discernir entre lo santo y lo profano, y entre lo inmundo y lo limpio, y para enseñar a los hijos de Israel todos los estatutos que Jehová les ha dicho por medio de Moisés (10.9-11).

En el Nuevo Testamento se llama «Sumo Sacerdote» a Jesús (Hebreos 7.26—8.2). Debido a esto se supone que Él estaba en servicio como un sacerdote en el tabernáculo o el templo. Él era de la tribu de Judá, no de Leví; en otras palabras, no era un levita (Hebreos 7.14). Él llegó a ser nuestro Sumo Sacerdote después de su crucifixión, resurrección y ascensión.

El mandamiento dado a Aarón y a los sacerdotes en servicio en el tabernáculo es un enfoque de mucho sentido común. Un sacerdote que había bebido demasiado era alguien cuya percepción estaría nublada. Era un sacerdote que pasaría por alto imperfecciones, y un sacerdote que quizás no estaría pensando correctamente cuando declarara los mandamientos de Dios. Sin embargo, el mandato de no beber vino no se aplicaba a sacerdotes que no estaban en servicio.

A propósito, a los reyes se les aconsejaba que no bebieran vino o bebidas embriagantes por esta misma razón: su claridad mental, su memoria y su juicio. Leemos en Proverbios:

> No es de los reyes, oh Lemuel,
> No es de los reyes beber vino,
> Ni de los príncipes la sidra;
> No sea que bebiendo olviden la ley,
> Y perviertan el derecho de todos los afligidos
> (31.4-5).

¿Nuevo vino?

Algunos creen que la expresión *nuevo vino* se refiere al jugo de uvas antes de fermentarse. Tampoco hay bases históricas ni bíblicas para esta afirmación de que el nuevo vino no fuera fermentado. Técnicamente el nuevo vino se refería a la cosecha corriente de vino.

Jesús dijo:

> Nadie pone remiendo de paño nuevo en vestido viejo; porque tal remiendo tira del vestido, y se hace peor la rotura. Ni echan vino nuevo en odres viejos; de otra manera los odres se rompen, y el vino se derrama, y los odres se pierden; pero echan el vino nuevo en odres nuevos, y lo uno y lo otro se conservan juntamente (Mateo 9.16-17).

Para comprender este pasaje debemos entender algo acerca de la manera en que se hacía el vino en ese tiempo.

Las uvas se cosechaban de las viñas y luego se ponían en un tanque grande, donde eran pisoteadas con los pies descalzos. Esto se menciona en Isaías 63.3. El jugo que salía de las uvas caía en tanques más pequeños, donde se fermentaba aproximadamente por seis semanas. Luego se colocaba el jugo en odres de piel de cabra (los «odres» de Mateo 9.17) o en cántaros (como menciona Juan 2.6).

El vino nuevo no se ponía en odres viejos debido precisamente a su capacidad de fermentarse; el vino nuevo se sometía a la mayor cantidad de fermentación, y era probable que los gases liberados como parte del proceso romperían las costuras o debilitarían áreas de un odre antiguo. Estas palabras de Jesús no tenían nada que ver con el consumo de una bebida; se referían a la transmisión del Espíritu Santo a quienes creerían en Jesús como su Salvador.

Lo que sí sabemos con seguridad es que Jesús levantó una copa de vino en la última cena y dijo: «Esta copa es el nuevo pacto en mi sangre; haced esto todas las veces que la bebiereis, en memoria de mí» (1 Corintios 11.25). No existe referencia de que este vino no estuviera fermentado.

¿Bebió Jesús de veras la copa bendecida en la última cena? He aquí el modo en que Mateo escribe ese suceso:

Tomando la copa, y habiendo dado gracias, les dio, diciendo: Bebed de ella todos; porque esto es mi sangre del nuevo pacto, que por muchos es derramada para remisión de los pecados. Y os digo que desde ahora no beberé más de este fruto de la vid, hasta aquel día en que lo beba nuevo con vosotros en el reino de mi Padre (26.27-29).

Parece que Jesús tomó vino esa noche, y que reconoció que no bebería más con ellos hasta después de su resurrección.

Jesús dijo que bebía vino. Respondió a las críticas de los fariseos y defensores de la ley que lo rechazaban, diciendo:

Vino Juan el Bautista, que ni comía pan ni bebía vino, y decís: Demonio tiene. Vino el Hijo del Hombre, que come y *bebe*, y decís: Este es un hombre comilón y bebedor de vino, amigo de publicanos y de pecadores (Lucas 7.33-34, cursivas añadidas por énfasis).

¿QUÉ CLASE DE VINO BEBÍA JESÚS?

El vino que se producía en Israel en los días de Jesús era principalmente vino tinto. Este es sin lugar a dudas el vino más común producido en toda la historia.

El vino tinto se ha usado en medicina por miles de años. Hipócrates, el padre de la medicina, usaba vino alrededor del año 400 a.C. para tratar numerosos achaques como dolor de cabeza, cambios de estado de ánimo, e irregularidades cardíacas. También lo usaba como un medio para ayudar a la digestión, al sueño y como tonificante nervioso.

Platón declaró: «Nada más excelente ni más valioso que el vino le concedió Dios a la humanidad». Louis Pasteur repitió este sentimiento siglos después cuando dijo: «El vino es la más saludable e higiénica de las bebidas».

BENEFICIOS DOCUMENTADOS DEL VINO TINTO PARA LA SALUD

Ningún otro alimento o bebida además del vino disminuye la mortalidad total o la incidencia de ataques cardíacos.[1]

En 1992 se publicó un importante estudio científico que despertó el interés de la comunidad médica estadounidense hacia la llamada «paradoja francesa». Los científicos Serge Renaud y Michel de Lorgeril publicaron sus descubrimientos en *Lancet*, el prestigioso boletín médico británico, haciendo notar estos hechos: Los franceses consumen aproximadamente un tercio más de grasa, incluidas las saturadas, que los estadounidenses. Fuman más que los estadounidenses y se ejercitan muy poco. Sin embargo tienen uno de los porcentajes más bajos de ataques cardíacos en el mundo. También tienen una de las menores incidencias de derrame cerebral.

Estos científicos que dieron una mirada al estilo francés de vida, concluyeron que esta baja incidencia de afecciones cardíacas se debía a que la gran mayoría de habitantes en Francia consumen a diario una moderada cantidad de vino tinto. Los científicos concluyeron que las propiedades del vino tinto causan menos adhesividad en las plaquetas de la sangre, lo cual a su vez da como resultado una menor incidencia de afecciones cardíacas coronarias.[2]

Estudios posteriores descubrieron que sujetos que bebían de uno a dos vasos de vino tinto por día presentaban una disminución en el riesgo de enfermedades cardíacas de aproximadamente 30 a 50%.[3]

Desde la investigación médica publicada hasta la fecha no existe otro alimento o bebida que disminuya la mortalidad total de aflicciones cardíacas, o reduzca la incidencia de ataques cardíacos, que el consumo moderado de vino tinto.

Estos resultados hicieron recordar la obra anterior del Dr. Arthur Klatsky, un cardiólogo, que ya a principios de la década de los setenta comenzó a estudiar el vínculo entre la enfermedad del corazón y el consumo de alcohol. Inicialmente el Dr. Klatsky estudió los registros de salud en 80.000 pacientes. Al final, el estudio de diez años incluyó 129.000 pacientes. El Dr. Klatsky descubrió que tanto hombres como mujeres que consumían cantidades moderadas de alcohol tenían considerablemente menos probabilidades de morir de males cardíacos.[4]

Las afecciones cardiovasculares representan casi 50% del índice total de mortalidad en EE.UU. Casi un millón de estadounidenses mueren cada año de males cardiovasculares. El costo anual de procedimientos cardiovasculares relacionados, entre ellos operaciones de by-pass, cateterización cardíaca, y angioplastia, es de más de $100.000.000.000.[5] El costo promedio de hospitalización después de un infarto al miocardio (ataque cardíaco) es $14.772. El costo promedio de operación de bypass y hospitalización es $32.346, y el costo promedio de angioplastia y hospitalización es $21.113.[6]

Ayuda para apoplejía isquémica

El consumo de cantidades moderadas de vino tinto ha demostrado disminuir el riesgo de desarrollar apoplejía isquémica. Esta la ocasiona una obstrucción de la sangre, y los flavonoides del vino tinto (especialmente quercetin, catequin, epicarequin y resveratrol) disminuyen en la sangre la tendencia a obstruirse.

Los vinos tintos tienen de cincuenta a cien veces más resveratrol que los blancos. Esta es una sustancia que se encuentra en la cáscara de las uvas. Ayuda a evitar que crezcan hongos en la cáscara. El resveratrol en el cuerpo humano aumenta el colesterol HDL (bueno) y actúa como antioxidante al inhibir la oxidación de colesterol LDL (malo), y reducir la cantidad de placa que forma en las arterias. El colesterol oxidado es una causa principal de arterosclerosis. El resveratrol también ayuda a prevenir la obstrucción sanguínea.

Otro poderoso flavonoide en el vino tinto es el quercetin, el cual funciona como antioxidante y anti-inflamatorio. También ayuda a prevenir obstrucciones sanguíneas al disminuir el aglutinamiento de plaquetas.

En el vino tinto se han descubierto más de mil ingredientes y nutrientes distintos. Es especialmente rico en compuestos fenólicos, que son los fitoquímicos que dan al vino su sabor amargo y su astringencia. En la fabricación de vino tinto, la cáscara de la uva se deja mezclada cuando ocurre la fermentación; por consiguiente, el vino tinto tiene mucho más contenido de ácido fenólico que el blanco. El vino tinto también tiene más de cien flavonoides distintos: flavonoles, antocianinas, catequines y los olígmeros y polímeros de los catequines. Los flavonoides tienen propiedades antioxidantes y anti-inflamatorias. Además del quercetin y el resveratrol, algunos de los flavonoides más comunes en el vino tinto son catequin y epicatequin. Los flavonoides como un todo inhiben la suma de plaquetas, lo cual disminuye el riesgo de obstrucción sanguínea, y por tanto reduce las probabilidades de ataques cardíacos y derrames cerebrales.

Ningún fenólico o flavonoide hace que el vino tinto sea protector para el corazón. Más bien es una combinación de compuestos flavonoides y fenólicos la que protege contra afecciones cardiovasculares y derrames cerebrales. El diverso grupo de químicos fenólicos y flavonoides funciona como un equipo para aumentar el colesterol HDL (bueno), disminuir la oxidación de colesterol LDL (malo), y reducir la adhesividad de plaquetas y fibrinógenos (componente principal en la obstrucción de la sangre).

Ayuda contra el cáncer

El vino tinto también parece tener algunas propiedades beneficiosas contra el cáncer. En especial se ha descubierto que el quercetin tiene propiedades anticancerígenas poderosas.

Ayuda para la digestión

El vino tinto ayuda a estimular la digestión. Leemos en una carta de Pablo a Timoteo: «Ya no bebas agua, sino usa de un poco de vino por causa de tu estómago y de tus frecuentes enfermedades» (1 Timoteo 5.23). Moderadas cantidades de vino tinto estimulan la secreción ácida en el estómago sin herir las paredes mucosas. (Observación: Si una persona tiene gastritis o sufre de úlceras, por supuesto que debe evitar *toda* clase de alcohol.)

Personalmente creo que una de las razones de que los franceses tengan menos afecciones del corazón no se debe sólo a su consumo moderado de vino, sino también a que hacen de su comida una experiencia. Una comida francesa tiene platos variados. En Francia es común una cena de cinco platos. Tal comida incluye por lo general un pequeño aperitivo, un aperitivo más sustancioso, luego el plato principal, después un cuarto plato (a menudo queso), y por último un postre. El vino se consume generalmente en almuerzo y cena. El ritmo de las comidas es tranquilo, con mucho tiempo entre platos para tener en cuenta la digestión y las sensaciones de saciedad. El resultado es que se consumen menos alimentos por plato, y el vino ayuda a una digestión eficaz.

El vino no solamente ayuda a mejorar la digestión sino que ayuda a prevenir gastroenteritis y diarrea de viajeros. El Dr. Martin Weisse de la Universidad de West Virginia descubrió que beber una o dos copas de vino con una comida también ayuda a evitar intoxicación y disentería. En su estudio de investigación, el vino tinto desarrolló salicilato de bismuto, el cual es un ingrediente activo en el Pepto-Bismol. Descubrió que tanto el vino tinto como el blanco son más eficaces para matar bacterias asociadas con disentería que otras formas de alcohol.[7]

Estas parecen noticias viejas para algunos. A finales del siglo diecinueve brotó una epidemia de cólera en París. Quienes tomaban vino generalmente evitaron la disentería asociada con el cólera. Viajeros frecuentes por el exterior han descubierto por experiencia que beber un vaso de vino tinto o blanco con cada comida es un gran antídoto para la diarrea de viajeros. Además, en el caso de la prevención de diarrea, el vino blanco es aun más eficaz que el rojo.

El vino es eficaz para prevenir cálculos renales. De veintiún estudios de bebidas, el vino fue el más firmemente asociado con la reducción de cálculos renales en un estudio llevado a cabo por un equipo de investigación de Harvard.[8]

Ayuda contra la ansiedad

El vino se ha utilizado por cientos de años para tratar ansiedad, depresión e insomnio. Esta sabiduría se remonta al libro de Proverbios:

> Dad la sidra al desfallecido,
> Y el vino a los de amargado ánimo.
> Beban, y olvídense de su necesidad,
> Y de su miseria no se acuerden más (31.6-7).

Por siglos los médicos han prescrito uno o dos vasos de vino al acostarse, tanto para el insomnio como para la ansiedad. Sin embargo, el alcohol es un depresivo del sistema nervioso central, y puesto que los alcohólicos son propensos a la depresión, recomiendo a quien sufre de depresión que se abstenga de cualquier clase de alcohol. En realidad la depresión puede llevar a que una persona se convierta en alcohólica.

¿SON OTRAS BEBIDAS ALCOHÓLICAS TAN BENEFICIOSAS?

Muchas personas suponen que si el vino tinto es bueno para la salud física, también lo son otras formas de alcohol. No es así.

La cerveza y el licor fuerte no tienen las mismas propiedades saludables. En un *Boletín médico británico* de 1996 se publicó una investigación llamada Estudio Copenhagen del Corazón. Este estudio comparaba a quienes bebían vino, cerveza y licores fuertes. Se compararon un vaso de vino de cuatro onzas, una botella de cerveza de doce onzas, y un trago de licor de ochenta grados; el contenido de alcohol en cada una de esas bebidas es aproximadamente una onza.

Según los resultados, los individuos que tomaban vino tuvieron la incidencia más baja de muertes por afecciones cardíacas y el menor índice de mortalidad; ¡en realidad, el índice de mortalidad había disminuido en 50%. Sin embargo, ¡el índice de mortalidad en realidad aumentó en quienes tomaban cantidades equivalentes de bebidas alcohólicas La cerveza no tuvo efecto en el índice de mortalidad.[9]

EL CONSUMO DEBE SER MODERADO

El consumo de vino debe ser únicamente con moderación. Cuando hablamos de un «vaso de vino» por lo general nos referimos más o menos a cuatro onzas de vino, o media copa. Esa cantidad es el promedio en un vaso tradicional de vino. En la sociedad moderna encontramos vasos que son enormes en comparación... algunos pueden contener doce o más onzas. Recuerde que una porción normal de vino, un vaso, es sólo media copa. Al beber uno o dos vasos de vino con una comida, una persona no debería tomar más de ocho onzas, o el valor de la medida de una taza o copa.

El Ministerio de Agricultura de Estados Unidos define moderación en el consumo de alcohol a no más de un trago diario en mujeres y no más de dos tragos diarios en hombres.

Investigaciones científicas confirman esto. En realidad se han hecho muchos estudios que demuestran una relación entre el aumento en las cantidades de alcohol y el incremento de los índices de mortalidad. Uno de tales estudios fue publicado en 1992. Se descubrió que dos vasos diarios de vino tinto de cuatro onzas era la cantidad óptima para hombres; menos de eso o más de eso reduce los sanos beneficios. Se descubrió que un vaso diario de cuatro onzas era lo óptimo para mujeres, puesto que tienen por lo general menor masa corporal. Cuando hombres y mujeres consumen más de sus cantidades óptimas, su riesgo de desarrollar enfermedades también se incrementa.

NADA DE ALCOHOL PARA ALGUNAS PERSONAS

Algunas personas deberían evitar todo uso de alcohol. Entre ellas están

- mujeres embarazadas

- personas con afecciones del hígado, como hepatitis o cirrosis crónica

- personas con fallas de congestión cardíaca, hipertrigliceridemia o hipertensión que esté bajo control

- personas con porfirismo

- personas que padecen de úlceras activas o gastritis

Los diabéticos deben evitar vinos con alto contenido de azúcar. Aunque el vino no eleva el azúcar en la sangre, el consumo regular de pequeñas cantidades reducirá el riesgo de males cardiovasculares.

Leyes bíblicas contra el consumo excesivo

De principio a fin la Biblia tiene estrictas advertencias contra el consumo excesivo de alcohol. Una y otra vez encontramos que quien bebe en exceso experimenta terribles consecuencias.

La primera persona en la Biblia que se describe como intoxicada fue Noé, quien plantó una viña después del gran diluvio. En Génesis 9.21 leemos que «bebió del vino, y se embriagó». Sus hijos lo descubrieron desnudo en su tienda, y el hijo que «vio la desnudez de su padre», Cam, recibió maldición como resultado (vv. 22,25).

A Lot, el sobrino de Abraham, también se le cita como alguien que bebía mucho. Él escapó de Sodoma con sus dos hijas... su esposa miró hacia atrás y quedó convertida en una estatua de sal. Lot y sus hijas vivieron aislados y en temor, morando en una cueva de las montañas que había encima de Zoar. A medida que pasaba el tiempo, las hijas conspiraron, diciendo: «Nuestro padre es viejo, y no queda varón en la tierra que entre a nosotras conforme a la costumbre de toda la tierra. Ven, demos a beber vino a nuestro padre, y durmamos con él, y conservaremos de nuestro padre descendencia. Y dieron a beber vino a su padre aquella noche» (Génesis 19.31-33).

Las dos noches seguidas estas jóvenes hicieron que su padre tomara vino, y él en su estado etílico tuvo sexo con sus dos hijas. Ambas quedaron embarazadas de él. La primera hija dio a luz un hijo y lo llamó Moab. La segunda hija dio a luz un hijo y lo llamó Ben-ammi. Moab se convirtió en el padre de los moabitas y Ben-ammi en el padre de los amonitas. El resultado de su incesto fue la creación de dos grupos de individuos que se convirtieron en archienemigos de los israelitas por muchos siglos (véase vv. 36-38).

Proverbios 20.1 dice:

> El vino es escarnecedor,
> La sidra alborotadora,
> Y cualquiera que por ellos yerra no es sabio.

En el Nuevo Testamento, Pedro enseñó contra el consumo excesivo de vino. Citó las vidas antiguas de quienes ahora conocían a Cristo, y describió que esa vida fue una época en que los creyentes andaban «en lascivias, concupiscencias, embriagueces, orgías, disipación y abominables idolatrías» (1 Pedro 4.3). Estos comportamientos no se deben manifestar entre la gente de la Iglesia.

El apóstol Pablo escribió a los efesios: «No os embriaguéis con vino, en lo cual hay disolución; antes bien sed llenos del Espíritu» (Efesios 5.18).

Advertencias médicas contra el consumo excesivo

Médicamente hablando, también hay riesgos en el consumo excesivo de alcohol. Su abundante consumo está asociado con mayor riesgo de ciertos cánceres, especialmente de lengua, laringe, esófago, estómago, páncreas e hígado, todos los cuales son más comunes en bebedores fuertes. También debo señalar que el vino tinto no es a menudo la bebida preferida por alcohólicos o bebedores fuertes.

En la tradición judía se consideran adolescentes a los que llegan a los trece años. Se espera que tomen vasos pequeños de vino junto con los adultos, como parte de sus cultos religiosos. Es interesante ver que el porcentaje de alcoholismo entre los judíos está entre los más bajos del mundo.[10]

Consecuencias del abuso de alcohol

Demasiado consumo de alcohol puede traer consecuencias mortales. Primera, hay un riesgo mayor de numerosas enfermedades. Todos los padecimientos siguientes se han asociado con el consumo excesivo de alcohol: cirrosis hepática; pancreatitis; cáncer de lengua, boca, faringe, laringe, esófago, estómago, páncreas e hígado; cáncer de mama; debilidad en músculos del corazón; derrame cerebral; presión sanguínea elevada; problemas neurológicos; demencia; pérdida de memoria; confusión; ataque de retraimiento; sangrado del tracto intestinal; depresión; y varias formas de enfermedades siquiátricas.

Aproximadamente cien mil muertes al año en Estados Unidos se deben a males relacionados con el alcohol.[11]

Segunda, el consumo excesivo de alcohol se ha vinculado con aumento en el riesgo de accidentes, homicidios, violencia hogareña, caídas, quemaduras y suicidios. Según la Administración Nacional de Seguridad de Tránsito en Carreteras, casi la mitad de todas las muertes en accidentes automovilísticos ocurren en choques donde un conductor o un transeúnte han estado bebiendo. Lamentablemente, la gran mayoría de muertes relacionadas con el alcohol son inocentes transeúntes, pasajeros u ocupantes de otros vehículos.

Tercera, el consumo excesivo de alcohol puede llevar al alcoholismo. Personas con fuerte historial personal o familiar de alcoholismo deberían evitar todas las formas de alcohol. Los más importantes vaticinadores de alcoholismo parecen ser padres, antepasados alcohólicos, y antecedentes culturales.[12]

El alcoholismo se caracteriza por una urgencia incontrolable de beber, así como una tolerancia a cantidades cada vez mayores de alcohol. La Organización Mundial de la Salud define al alcoholismo en un individuo como el «consumo de alcohol que excede el límite aceptable por la cultura, que perjudica la salud o las relaciones sociales». Muchos alcohólicos descubren que tienen una urgencia incontrolable de continuar bebiendo una vez que han comenzado a beber. El alcohol termina por dominarlos, en vez de ser al contrario. Si usted descubre que tiene ansias por más de uno o dos vasos de vino tinto en una comida, o si continúa bebiendo más y más vino sin siquiera pensarlo, debería enfrentar seriamente esta tendencia.

Las desastrosas consecuencias negativas del alcoholismo se enumeran como sigue:[13]

Incremento de mortalidad

- Los índices de mortalidad en alcohólicos son el doble que los índices comunes en hombres y el triple en mujeres.

- El alcoholismo es la cuarta causa de muertes entre veinticinco y cuarenta y cinco años de edad en estas cuatro categorías: accidentes, homicidios, suicidios y cirrosis.

- Los alcohólicos tienen un porcentaje de suicidio seis veces mayor que el promedio de la población.

- Los alcohólicos tienen una reducción de diez años en su expectativa de vida.

Costo económico anual

- Pérdida de producción por alcohólicos: $14.900.000.000

- Costos de salud: $8.300.000.000

- Pérdidas por accidentes y despidos: $5.000.000.000

- Costo de crímenes violentos: $1.500.000.000

- Costo total para la sociedad estadounidense: $136.000.000.000

Efectos en la salud

- Acné rosácea

- Angina

- Degeneración cerebral

- Esofaguitis, gastritis, úlceras

- Síndrome fetal alcohólico

- Enfermedad cardíaca

- Hipertensión

- Hipoglicemia

- Incremento en cáncer de boca, faringe, laringe y esófago, así como los demás cánceres mencionados arriba

- Niveles elevados de suero y triglicéridos en el hígado

- Degeneración grasosa de hígado y cirrosis

- Pérdida muscular

- Enfermedades de nutrición

- Osteoporosis

- Pancreatitis

- Soriasis

- Desórdenes siquiátricos

Repito que sólo se debe consumir uno o dos vasos de vino al día. Eso no es más de una copa de medida por día. Si esto se divide en dos comidas, y estas se consumen lentamente, las cuatro onzas de vino tinto consumidas en el almuerzo y la cena no deberían tener efectos negativos en la agudeza mental.

BENEFICIOS DEL VINO TINTO
SIN ALCOHOL

Si usted tiene la convicción personal en contra de beber cualquier forma de alcohol, debe considerar varias alternativas. Una es tomar un extracto de las propiedades beneficiosas del vino tinto disponible en forma de suplemento. Los alcohólicos y aquellos que tienen problemas de salud y que se les impide tomar alcohol deberían definitivamente considerar esta opción.

Este suplemento, disponible en una cápsula, se comercializa bajo muchas marcas distintas. Una se llama «Paradoja Francesa», otras están simplemente bajo el nombre de «cápsulas de vino tinto». Por lo general las cápsulas son menos costosas que el vino tinto, y no contienen alcohol.

La segunda alternativa para el vino tinto es comprar productos de vino tinto sin alcohol. Estos tienen todos los efectos beneficiosos del vino tinto sin los efectos adversos asociados con el alcohol.

Finalmente, el jugo morado de uvas (de preferencia jugo natural de uvas al que no se haya agregado azúcar) tiene muchos de los mismos beneficios sanos del vino tinto. El problema con el consumo de jugo de uvas es que tiende a consumirse en exceso (más de cuatro onzas) y las personas a menudo prefieren tomar jugo de uvas que han sido diluidas y a las que se les ha agregado gran cantidad de azúcar.

OTRAS BEBIDAS EN LA ÉPOCA DE JESÚS

Además de agua y vino, es probable que en tiempos de Jesús se consumiera gran cantidad de infusiones y jugos. Sabemos por ejemplo que se hacía jugo de bayas y granadas. Las moras también se machacaban para hacer una bebida refrescante. También se hacía té, y por lo general se usaba más con propósitos medicinales que como bebida en las comidas. Es seguro que la infusión de menta era tan común como lo es hoy día. Seguramente Jesús pudo haber consumido estos jugos e infusiones; sin embargo, no hay registro bíblico de que lo haya hecho.

¿QUÉ BEBERÍA JESÚS?

Jesús seguramente bebía agua y vino tinto, y quizás también bebió algunos jugos e infusión de hierbas.

Podemos seguir el ejemplo de Jesús al asegurarnos que nuestra agua sea pura, filtrada o destilada, y que si decidimos tomar vino rojo, limitemos nuestro consumo a sólo uno o dos vasos de cuatro onzas al día. Si no bebemos vino tinto o no debemos tomar ninguna forma de alcohol, podemos tomar suplementos de vino tinto, vino rojo sin alcohol, o jugo natural de uvas.

CAPÍTULO NUEVE

¿QUÉ COMERÍA JESÚS COMO POSTRE?

HACE POCO OÍ DE UNA MADRE QUE PREPARABA EL desayuno para su hija de dos años.

—¿Qué te gustaría desayunar? —le preguntó a la pequeña.

—Chocolate —contestó la niña.

—No —replicó la madre—. No tendrás chocolate en el desayuno. ¿Quieres cereal o una rosquilla?

—Chocolate —repitió la hija.

—No, cariño —dijo la madre un poco exasperada—. No tendrás nada de chocolate hasta después de almorzar. Pues bien, ¿qué quieres… cereal o una rosquilla?

—¡Almorzar! —contestó la pequeña con una sonrisa.

Parece que desde la infancia somos golosos. El dulce es uno de los principales sabores registrados por las papilas de la lengua. Tendemos a sentir carencia si no tenemos nada de dulce.

¿Qué clase de dulces comía Jesús? ¿Qué comía de postre?

La respuesta a ambas preguntas es sencilla: fruta.

LA FRUTA: UN INGREDIENTE BÁSICO DE LA DIETA ISRAELITA

La fruta era un importante alimento básico para Jesús, así como lo ha sido para los israelitas por miles de años.

Cuando Moisés envió los doce espías a la tierra de Canaán, les instruyó que volvieran con algunas de las frutas de la tierra. En Números 13.23 leemos:

> Llegaron hasta el arroyo de Escol, y de allí cortaron un sarmiento con un racimo de uvas, el cual trajeron dos en un palo, y de las granadas y de los higos.

¡Qué viña más productiva! Un racimo de uvas tan grande que se necesitaban dos hombres para cargarlo en un palo entre ambos, ¡era realmente un enorme racimo de uvas!

Uvas, higos y granadas son tres frutas mencionadas a menudo en la Biblia. Son frutas que tienen un fuerte significado simbólico, así como usos prácticos. Otras frutas mencionadas en la Biblia incluyen manzanas, albaricoques, bayas, melones, dátiles y uvas pasas.

LAS UVAS SON UNA FUENTE RICA EN NUTRIENTES

La Biblia tiene más referencias a uvas y viñas que a cualquier otra fruta y planta, con excepción de la oliva y los olivos.

La uva es la primera planta cultivada que menciona la Biblia. Se le puede seguir el rastro hasta Noé (Génesis 9.20-21). Después de salir del arca, Noé plantó una viña; pasó de ser vigilante de animales a vigilante de vides. A través de los tiempos, de julio a octubre cada año, los habitantes de Israel han comido uvas frescas y maduras con pan como uno de los puntales de su dieta. Las uvas maduran primero en el sur de la tierra, comenzando en julio, y están maduras en las regiones de Galilea hasta octubre.[1]

Las uvas rojas y moradas son ricas en antocianina, una clase de flavonoide que obra como antioxidante. Una familia de químicos conocidos como OPC incluyen extracto de semilla de uva y extracto de corteza de pino. Estos fitonutrientes son solubles en agua, y estudios clínicos han sugerido que, en términos de actividad antioxidante, podrían ser cincuenta veces más potentes que la vitamina E, y veinte veces más potentes que la vitamina C. Los OPC pueden atravesar la barrera entre el cerebro y la sangre, y por tanto tienen la capacidad de proteger el cerebro y los nervios raquídeos del daño de radicales libres. El extracto de semilla de uva también ayuda a reparar tejidos conectadores y a proteger el hígado del daño de numerosas toxinas.[2] El extracto de semilla de uva puede reducir el dolor y la hinchazón de venas varicosas, así como revitalizar la piel envejecida y disminuir las marcas de la piel.

Se ha demostrado que las uvas combaten las caries y detienen virus, además son ricos en ácido cafeico, una sustancia que tiene un fuerte agente anticancerígeno.

Las uvas también son una fuente rica de resveratrol, otro poderoso fitonutriente. El resveratrol se encuentra en las más altas concentraciones en las uvas rojas, especialmente en las de regiones frías y húmedas como Francia y Canadá. Está presente tanto en las hojas de vid como en la cáscara de las uvas. El resveratrol se encuentra en grandes concentraciones en el vino tinto y el jugo de uvas moradas. El jugo de uvas blancas, las uvas blancas y el vino blanco tienen bajas concentraciones de este fitonutriente.

El resveratrol es un antioxidante que ayuda a proteger de varias formas al corazón y los vasos sanguíneos: Reduce la adherencia de las plaquetas, y se sabe que ayuda a estimular el colesterol bueno (HDL) y a bloquear la oxidación del colesterol malo (LDL). También ayuda a reducir la inflamación. Estudios del resveratrol en animales sugieren que también podría impedir el desarrollo y la evolución del cáncer.[3]

Por último, el resveratrol funciona como un inhibidor Cox-2 (cuando se inhibe la enzima Cox-2 se reduce la actividad del cáncer, como es la inflamación). Los beneficios son muy importantes para quienes sufren artritis.

Otro fitonutriente en las uvas es el ácido elágico, el cual tiene propiedades antimutagénicas y anticancerígenas. Estudios en roedores han demostrado que el ácido elágico inhibe cánceres químicamente inducidos de hígado, pulmones, piel y esófago. También protege nuestro ADN.[4]

Las uvas son ricas en boro, un mineral conocido en la prevención de osteoporosis. También son ricas en potasio y zinc, además de vitaminas A, B y C. La buena noticia para quienes están a dieta es que una taza de uvas crudas tienen sólo cincuenta y ocho calorías, sólo 0,3 gramos de grasa y no tienen colesterol.

Los israelitas en tiempos antiguos hacían miel de uvas, un producto similar a nuestras mermeladas y gelatinas, pero sin preservadores artificiales ni azúcar. Usted puede hacer esto hoy día si sigue esta sencilla receta: Lave cuatro tazas de uvas y quíteles todos los tallos. Colóquelas en una olla con media taza de agua y hierva la mezcla por veinte minutos, o hasta que espese. Filtre las semillas. Guarde la mezcla en frascos esterilizados, y refrigérelos. Los azúcares naturales en las uvas se vuelven concentrados; mientras más dulces las uvas, más dulce será la miel.

Las uvas no sólo se exprimían para hacer vino sino también jugo fresco y vinagre. Se ponían en pasteles de harina, como uvas pasas. Vino amargo y vinagre hechos de uvas se daban a los soldados romanos para prevenir diarreas y fortalecerlos en las batallas.[5] Cuando Jesús colgaba de la cruz, le dieron vinagre en una esponja de hisopo (Juan 19.28-30).

LAS UVAS PASAS

Además de consumirse frescas y en jugo, las uvas se secaban y se comían en forma de pasas.

Investigadores de la Universidad Tufts han desarrollado un método de analizar cada alimento, para determinar su capacidad antioxidante total. Ejemplos de alimentos se agregan a líquidos cromatógrafos, y luego se analizan para ver cuán rápida y eficazmente se extinguen los radicales libres al agregarlos a la mezcla.

Los alimentos más ricos en capacidad antioxidante como un todo eran las frutas y las verduras. ¡Los primeros dos alimentos fueron ciruelas y uvas pasas!

En el Antiguo Testamento leemos cómo Abigail dio a David una gran provisión de alimentos que incluía cien racimos de uvas pasas (1 Samuel 25.18). Al rey David también le llevaron uvas pasas cuando huía de Absalón (2 Samuel 16.1).

Además de tener una gran concentración de antioxidantes, las uvas pasas son una buena fuente de hierro, potasio, vitaminas B, fibra dietética y carbohidratos.

Se debe advertir, sin embargo, que las uvas pasas tienen mayor concentración de azúcar que otras frutas frescas. También se les somete a más residuos de pesticidas. Para evitar problemas recomiendo firmemente que usted prefiera uvas pasas orgánicas.

LOS HIGOS ABUNDABAN EN LA ÉPOCA DE JESÚS

La higuera es en realidad el primer árbol frutal que la Biblia menciona por nombre. En Génesis 3, después de que Adán y Eva comieran del fruto prohibido, leemos que sus ojos fueron abiertos y descubrieron que estaban desnudos. «Cosieron hojas de higuera, y se hicieron delantales» (v. 7).

Los higos son una de las siete plantas mencionadas en Deuteronomio 8.7-10, el pasaje bíblico en el cual Dios describe la abundancia de la tierra prometida:

> Jehová tu Dios te introduce en la buena tierra, tierra de arroyos, de aguas, de fuentes y de manantiales, que brotan en vegas y montes; tierra de trigo y cebada, de vides, higueras y granados; tierra de olivos, de aceite y de miel; tierra en la cual no comerás el pan con escasez, ni te faltará nada en ella; tierra cuyas piedras son hierro, y de cuyos montes sacarás cobre. Y comerás y te saciarás, y bendecirás a Jehová tu Dios por la buena tierra que te habrá dado.

Durante siglos varias naciones y culturas en todo el mundo han considerado los higos como un poderoso remedio para enfermedades que van de cáncer a estreñimiento, de escorbuto a hemorroides, de gangrena a forúnculos, de problemas hepáticos a síntomas menopáusicos.

Cuando el rey Ezequías estaba enfermo de muerte recibió la visita del profeta Isaías, quien le dio este mensaje del Señor: «Ordena tu casa, porque morirás, y no vivirás» (Isaías 38.1).

Ezequías volvió el rostro a la pared, oró al Señor y lloró, recordando al Señor que antes había caminado con un corazón leal y que había hecho lo bueno ante sus ojos. El Señor envió de regreso a Isaías ante Ezequías con este mensaje: «He oído tu oración, y visto tus lágrimas; he aquí que yo añado a tus días quince años. Y te libraré a ti y a esta ciudad, de mano del rey de Asiria» (vv. 5-6). Isaías también le dio este consejo: «Tomen masa de higos, y pónganla en la llaga, y sanará» (v. 21).

Los higos se han usado en todos los tiempos para ayudar a combatir cánceres de piel. Los higos, así como el extracto de higos, contienen benzaldeído. Especialmente investigadores japoneses han experimentado con benzaldeído derivado de higos como tratamiento para pacientes con cáncer, y sus resultados son impresionantes.

También en la Biblia, los hombres de David encontraron una vez a un guerrero egipcio que había estado sin alimento ni bebida por tres días y tres noches. Leemos que le dieron «un pedazo de masa de higos secos y dos racimos de pasas. Y luego que comió, volvió en él su espíritu» (1 Samuel 30.12).

Los higos tienen grandes cantidades de fibra, magnesio, potasio, calcio, manganeso, cobre, hierro y vitaminas C y B6. Durante siglos se han recomendado para tonificar y nutrir los intestinos.

En tiempos bíblicos los higos se comían generalmente secos, y a menudo se hacían pasteles. Pero he aquí una advertencia: los higos secos son ricos en azúcar, y tienen un efecto laxante. ¡No recomiendo que una persona coma excesiva cantidad de higos a la vez!

Los higos frescos tienen desde un color morado negrusco hasta un amarillo dorado. Cuando usted los compra frescos deben ser olorosos, firmes y sin ninguna mancha suave o café. Secos o frescos, los higos se conservan mejor en la refrigeradora. Si usted está comprando higos secos, asegúrese de revisar qué se les pudo haber añadido. Algunas personas son alérgicas a sulfitos, los cuales a menudo se usan para preservar higos secos y otras frutas secas.

Un postre popular en tiempos bíblicos, como también hoy día, es un arreglo de frutas secas. Higos secos, albaricoques secos y uvas pasas se pueden dejar en remojo toda la noche y luego hervirlos ligeramente con un poco de canela. Más tarde se pueden servir fríos con un poco de zumo de naranja o de limón.

Jesús y la higuera

Era costumbre en tiempos bíblicos que quienes viajaban a pie comieran frutas de los árboles que había a lo largo del camino. Había árboles que crecían de manera silvestre y no eran cultivados.

En un momento del ministerio de Jesús, Él y sus discípulos tuvieron hambre y divisaron una higuera a la distancia. Pero al acercarse al árbol descubrieron que no había fruto en él, sólo hojas. Jesús maldijo a la higuera, y continuó con sus discípulos hacia Jerusalén. Cuando a la mañana siguiente pasaron por la misma higuera, los discípulos observaron que se había secado de raíz (véase Marcos 11). En las higueras de Israel es tradicional que frutos y hojas aparezcan simultáneamente; la falta de fruto significaba que la higuera no cumplía su propósito como árbol. Jesús comparó la falta de productividad de la higuera con la falta de verdadero crecimiento y vida espiritual en quienes lo rechazaban.

Seguramente Jesús no se oponía a las higueras ni a los higos. Se oponía a cualquier aspecto de la creación que no cumpliera el propósito deseado.

LAS GRANADAS SON POPULARES EN ISRAEL

Las granadas han crecido en Israel por miles de años. Están entre las frutas con que regresaron los doce espías enviados por Moisés.

Las granadas son ricas en color, pero también se les considera una de las frutas más difíciles de comer, debido a la gran cantidad de semillas dentro de cada fruta. Según la tradición judía, hay 613 semillas en una granada totalmente madura... la misma cantidad de leyes que el Señor dio a Israel.[6]

No obstante, la granada es una fruta dulce y jugosa, y una de las mejores maneras de comerla es fresca, chupando lentamente la fruta de cada semilla.

También se consigue jugo de granada; generalmente se le llama «granadina». En el Oriente Medio se prepara una bebida refrescante usando jugo de granada y agua mineral gaseosa.

Las granadas son ricas en potasio, así como en vitaminas B y C, cobre y magnesio. Son una buena fuente de fibra.

¿MANZANAS Y ALBARICOQUES?

¿Comieron de veras Adán y Eva una manzana de un árbol de manzanas? Esa pregunta se ha hecho por cientos de años.

En Génesis 2.17 leemos la advertencia de Dios de que Adán y Eva no debían comer del árbol del conocimiento del bien y del mal en el huerto del Edén. Sin embargo, en Génesis 3 la serpiente tentó a Eva a que comiera de este árbol, y todos sabemos muy bien el resto de la historia. Eva comió del fruto prohibido y luego le dio a Adán, quien también comió. En consecuencia a ambos les fue vedado el huerto del Edén.

La gente ha supuesto por siglos que el fruto que comieron Adán y Eva fue una manzana, porque esa fue la traducción que dieron textos antiguos. No obstante es muy improbable que el fruto fuera la manzana que conocemos hoy día, porque no hay árboles nativos de manzana en esa región del mundo.[7]

Tampoco es probable que las manzanas que conocemos sean la fruta llamada «manzanas» en Los Cantares de Salomón (Cantares 2.5; 8.5). Es mucho más probable que la fruta en cuestión correspondiera a granadas o naranjas ácidas.

Esto, sin embargo, no significa que debamos dejar de comer las manzanas que conocemos. ¡Exactamente lo opuesto es la verdad! Las manzanas sin pelar son ricas en pectina, una forma especial de fibra que ha demostrado bajar niveles de colesterol, atar y eliminar toxinas del tracto gastrointestinal, y ayudar a aliviar el estreñimiento. Las manzanas frescas contienen fitonutrientes como ácido elágico, el cual, como lo observamos antes, posee importantes propiedades anticancerosas. Se sabe que quienes comen regularmente manzanas sufren muchos menos resfriados e infecciones respiratorias graves que quienes no las consumen. ¡El antiguo dicho «una manzana al día mantiene al médico en la lejanía» tiene gran cantidad de verdad medicinal!

No obstante, la única manera de obtener la máxima nutrición de una manzana es comerla sin pelarla. La mayoría de los fitonutrientes se destruyen al cocinarlas para hacer pulpa o jugo de manzanas. Recomiendo que compre manzanas cultivadas orgánicamente para evitar pesticidas, químicos y ceras que a menudo se encuentran en ellas.

Investigadores de la Universidad del Estado Michigan han llamado a la manzana «el alimento saludable del mundo entero».

Se ha demostrado que las manzanas

- reducen el colesterol LDL (malo) y la presión sanguínea alta

- combaten virus

- estabilizan el azúcar en la sangre

- quitan el apetito sin robar al cuerpo los nutrientes necesarios, lo cual es de ayuda especial para quienes intentan perder peso

- regulan la función intestinal, evitando el estreñimiento o ayudando a tratar la diarrea, según la necesidad de la persona

- previenen caries dentales

- ayudan a detener el crecimiento de células cancerosas

Un individuo que come dos o tres manzanas al día logra estimular en gran manera la protección corporal contra las afecciones cardíacas. Un estudio realizado en Francia concluyó que una dieta rica en manzanas en realidad bajaba entre veintiocho y cincuenta y dos puntos los niveles del colesterol que daña el corazón, ¡sin ningún otro cambio importante en hábitos de alimentación o ejercicio!

Albaricoques

Proverbios 25.11 dice: «Manzana de oro con figuras de plata es la palabra dicha como conviene». Al albaricoque se le conoce como manzana de oro.

Durante siglos la gente de los países montañosos de los Himalayas han comido por tradición grandes cantidades de un albaricoque conocido como *kubani*. Atribuyen su buena salud y larga vida a esta fruta.

Los albaricoques secos hasta podrían ser mejores para nosotros que la fruta cruda. Y hay buenas noticias para los que hacen dietas: un albaricoque tiene sólo diecisiete calorías y 0,4 gramos de grasa, mientras proporcionan más de la mitad del suministro recomendado de vitamina A.

Los albaricoques abundan en la Tierra Santa. Son ricos en carotenos como betacaroteno, potasio, magnesio y hierro. La semilla del albaricoque contiene amigdalina, conocida como B17 o laetrile. Esta se encuentra en muchos otros alimentos como semillas de manzanas, bayas, duraznos y ciruelas. También se encuentra en el millo y el alforjón. La amigdalina es un elemento compuesto de dos moléculas de azúcar, nitrógeno cyanide y benzaldehído. Según algunos científicos, el hueso de albaricoque puede curar o matar. Un estudio en la Clínica Mayo mostró pacientes que pueden de veras desarrollar síntomas de cyanide venenoso, puesto que el laetrile puede formar cyanide en el cuerpo.

El tratamiento de cáncer con laetrile es ilegal en EE.UU. Quienes buscan este tratamiento por lo general van a clínicas de Méjico. Algunas de las clínicas allí han informado grandes éxitos al tratar una amplia variedad de cánceres. Sin embargo, un extenso estudio clínico realizado en la Clínica Mayo y patrocinado por el Instituto Nacional del Cáncer, en el que se usaba laetrile, no descubrió ningún efecto benéfico del laetrile en personas con cáncer avanzado.

A pesar de esto, otros investigadores afirman que hay beneficios al comer huesos de albaricoque crudos y molidos naturalmente, así como los huesos y semillas de otras frutas. Su recomendación es comer toda la fruta (cáscara, fruta y semillas o huesos), y que al hacerlo hay grandes beneficios para la salud, a diferencia de comer sólo una parte.

Se deben hacer más estudios en este campo, especialmente en el uso de laetrile; debemos determinar en definitiva la seguridad y la eficacia de este producto.

LAS BAYAS TIENEN BENEFICIOS IMPORTANTES

En la Biblia también se mencionan bayas, especialmente el fruto del árbol de balsameras o moreras (véase 2 Samuel 5.23-24; 1 Crónicas 14.14-15). Las balsameras parecen moras grandes. Las balsameras negras se comían regularmente frescas o en jugo. Se han usado por siglos para hacer mermelada o gelatina, además de vino.

Las bayas como arándanos y moras también tienen gran capacidad antioxidante. Es más, están en tercer y cuarto puesto en la lista de poderosos alimentos antioxidantes (después de ciruelas y uvas pasas).

Las bayas (especialmente moras, arándanos, frambuesas y fresas) son ricas en fitonutrientes flavonoides. El fitonutriente llamado antocianina es responsable de los intensos colores de las distintas clases de bayas. Las bayas también contienen el importante fitonutriente ácido elágico.

MELONES Y PEPINOS

Los melones son otros de los alimentos que los israelitas ansiaban de su época en que vivían en Egipto. Algunos historiadores bíblicos creen que estos melones eran sandías (o patillas), que siguen creciendo profusamente a lo largo de las orillas del Nilo y en otras regiones de Egipto. Otros creen que eran melones almizcleros, que conocemos como cantalupos en EE.UU.

A los melones almizcleros a veces los llaman «los reyes de los pepinos». Muchas personas creen que los pepinos mencionados en la Biblia en realidad son melones, como el «melonar» de Isaías 1.8. Si usted quita las semillas de los pepinos, tal vez descubrirá que la fruta de un pepino pelado es prácticamente imposible de distinguir de un melón como ingrediente en una ensalada de frutas. La cáscara y las semillas de los pepinos son los que le otorgan su sabor característico… y sus efectos gaseosos.

¡La buena noticia es que los melones de todo tipo tienen buenos beneficios nutritivos!

Los cantalupos son una fuente importante de carotenos; el betacaroteno del cantalupo se convierte en vitamina A, la cual ayuda a estimular el sistema inmunológico. El betacaroteno también actúa como un antioxidante, y ayuda a estimular las células ayudadoras T, lo cual es muy importante para la función inmunológica. Estudios han mostrado una y otra vez que las dietas ricas en carotenos ayudan a disminuir la probabilidad de desarrollar ciertas clases de cáncer.

Los cantalupos también tienen ingredientes que actúan como anticoagulantes (diluyentes sanguíneos), lo cual podría explicar la correlación entre esta fruta y la prevención de afecciones cardiovasculares.

La sandía o patilla contiene el poderoso caroteno licopeno, que es responsable de su pigmentación roja. Se ha demostrado que los alimentos ricos en licopeno ayudan a prevenir cáncer de próstata. La sandía es la fruta con mayor contenido de agua; si a usted le disgusta tomar agua, trate de comer más sandía para ayudar a que su cuerpo esté adecuadamente hidratado. La sandía también es un excelente diurético.

Al comer sandía, además de otras frutas y vegetales ricos en agua, usted se debe asegurar que no se hayan cultivado en regiones que usan aguas negras como fertilizante. Esto es especialmente cierto cuando se trata de comer melones cultivados en países en vías de desarrollo. Muchos turistas se han enfermado por comer melones cultivados en áreas donde se utilizan aguas negras para fertilizar cosechas.

LOS DÁTILES AÚN SON POPULARES EN ISRAEL

Las palmas de dátiles se han cultivado en Israel desde los primeros tiempos bíblicos. La palmera siempre ha crecido en el desierto, lo cual tiende a ser una señal de que hay agua cerca. Las palmas de dátiles crecen incluso a lo largo de la costa de Israel, en la región de Galilea y en los desiertos.

Salmos 92.12 nos dice: «El justo florecerá como la palmera.» Esta es una referencia a la longevidad, el beneficio y la utilidad de la palmera. La palma de dátiles es un árbol que tiene muchos usos benéficos... prácticamente todo aspecto del árbol tiene un uso directo para los humanos.

Los dátiles crecen en racimos. Un racimo puede tener hasta doscientos dátiles y pesar hasta veinticinco libras. Los dátiles son muy dulces y suculentos. Son una rica fuente de minerales y fibra. Quizás su único perjuicio es que son ricos en azúcar. Es más, su contenido de azúcar es de 60 a 75%.

Fueron hojas de datilera lo que el pueblo agitaba cuando le dio la bienvenida a Jesús en Jerusalén, clamando: «¡Hosanna! ¡Bendito el que viene en el nombre del Señor, el Rey de Israel!» (Juan 12.13).

OTRAS FRUTAS BUENAS PARA LA SALUD HUMANA

La Biblia hace centenares de referencias a plantas, y con seguridad no las podemos cubrir todas en un par de capítulos. Muchas frutas no se conocían en Israel, pero son muy buenas para la salud humana, como la piña y las cítricas. Por cierto, usted no debe limitar su consumo de frutas a sólo aquellas que nombra la Biblia.

Recomiendo que coma una variedad de frutas en su dieta, asegurándose consumir al menos de dos a cuatro porciones de fruta cruda todos los días. Consumir tal diversidad de frutas le ayudará a obtener todos los fitonutrientes distintos que necesita su cuerpo, y obtendrá el máximo beneficio de estos fitonutrientes en la prevención de cáncer, afecciones cardíacas y una variedad de otras enfermedades degenerativas.

Las personas que consumen más frutas y verduras tienen por lo general los menores índices de cáncer, hipertensión, males cardíacos, diabetes y artritis. El Ministerio Estadounidense de Agricultura recomienda que una persona consuma al día de tres a cinco porciones de vegetales, y de dos a cuatro raciones de fruta.

TAN DULCE COMO LA MIEL

Quizás por ser dulce, la miel es en la Biblia un importante símbolo de la abundancia de bendiciones de Dios. En vez de azúcar procesada, las personas de los tiempos bíblicos utilizaban miel natural como edulcorante o comían pulpa de frutas frescas con miel.

Una de las referencias bíblicas más famosas a la miel está en el momento de la batalla entre israelitas y filisteos. La Biblia dice:

> Todo el pueblo llegó a un bosque, donde había miel en la superficie del campo. Entró, pues, el pueblo en el bosque, y he aquí que la miel corría; pero no hubo quien hiciera llegar su mano a su boca, porque el pueblo temía el juramento. Pero Jonatán no había oído cuando su padre había juramentado al pueblo, y alargó la punta de una vara que traía en su mano, y la mojó en un panal de miel, y llevó su mano a la boca; y fueron aclarados sus ojos. Entonces habló uno del pueblo, diciendo: Tu padre ha hecho jurar solemnemente al pueblo, diciendo: Maldito sea el hombre que tome hoy alimento. Y el pueblo desfallecía. Respondió Jonatán: Mi padre ha turbado el país. Ved ahora cómo han sido aclarados mis ojos, por haber gustado un poco de esta miel. ¡Cuánto más si el pueblo

hubiera comido libremente hoy del botín tomado de sus enemigos? ¿No se habría hecho ahora mayor estrago entre los filisteos? (1 Samuel 14.25-30).

Jonatán, hijo de Saúl y amigo de David, seguramente sabía por experiencia que la miel, rica en azúcar, era un combustible con mucha energía para el cuerpo.

Al desarrollarse la historia en 1 Samuel, al final los israelitas estaban tan débiles que se lanzaron contra el botín de los filisteos y mataron ovejas, vacas y becerros y comieron junto con la sangre. Al hacer eso no sólo pecaron contra el juramento de Saúl sino también contra la Ley de Moisés relacionada con alimentos puros e impuros (vv. 31-33).

Un antiguo rollo egipcio enumera aproximadamente novecientos tratamientos para una gran variedad de enfermedades y lesiones. Más de quinientos de ellos tienen miel como ingrediente principal.

Griegos y romanos sabían que miel frotada en heridas servía de cura rápida y eficaz. La miel puede matar de veras peligrosas bacterias tanto en el interior como en el exterior del cuerpo.

Viajeros internacionales a menudo llevan miel; esta parece obrar muchas veces cuando nada más detiene la diarrea. Investigadores han descubierto que la miel también puede ser eficaz para combatir bacterias patógenas que pueden causar envenenamiento, tales como salmonella, shigella, *E. coli*, ¡y hasta cólera!

Proverbios 24.13 dice:

> Come, hijo mío, de la miel, porque es buena,
> Y el panal es dulce a tu paladar.

D.C. Jarvis sugirió en su libro *Folk Medicine* [Medicina popular], publicado en 1958, que la miel se debería usar como tratamiento para resfriados, calambres, quemaduras y congestión. También escribió: «Una cucharada de miel en la cena» era un medio eficaz para combatir el insomnio.[8]

Observación: Los centros de control de enfermedades advierten a padres de niños pequeños *no* dar miel a un infante menor de un año. La razón es que a la miel se pueden adherir esporas de botulismo bacterial. El sistema inmunológico de los adultos es suficientemente desarrollado y fuerte para combatir tales ataques, no así el de los bebés.

Una porción sencilla de miel, más o menos una cucharada, tiene sesenta y cuatro calorías y diecisiete gramos de carbohidratos. Puesto que la miel es rica en calorías y carbohidratos, debemos hacer caso del consejo de Proverbios 25.16:

> ¿Hallaste miel? Come lo que te basta,
> No sea que hastiado de ella la vomites.

Servir miel a los invitados ha sido durante miles de años una manera de honrarlos. Generalmente se servía después del plato principal al final del día.

Un postre común aun hoy día en el Oriente Medio es «crema de miel». A un cuarto de taza de miel se le agrega una pinta (0,47 litros) de yogurt natural, nata o crema pesada. Generalmente hablando, tanto la miel como el yogurt (o nata o crema pesada) se ponen en tazones sobre la mesa, y cada invitado mezcla su postre al gusto. En noches frías se puede calentar levemente el yogurt o la crema; en los meses de verano el yogurt o la crema se enfría.

POSTRE DE FRUTOS SECOS

¡En el Oriente Medio es más común que se sirvan frutos secos como postre que como aperitivo!

Los frutos secos, como almendras, pistachos y nueces, abundaban en la época de Jesús, y se usaban a menudo como ingredientes en postres. Sabemos que, consumidos con moderación, los frutos secos son beneficiosos para regular el azúcar en la sangre y reducir el colesterol. Salomón tenía un «huerto de frutos secos». Muchos creen que era una plantación de árboles de nueces, porque estas eran muy apreciadas en el antiguo Israel por el aceite que producían. El aceite de nueces sólo se consideraba inferior al de oliva. A las nueces mismas se les consideraba un lujo delicioso. Era frecuente que los reyes tuvieran plantaciones de árboles de almendras, nueces y pistachos junto con sus plantaciones de olivos. Las nueces eran tan apreciadas que se les llamaba «reales».

Cuando Israel envió a sus hijos, incluso a Benjamín, de regreso a Egipto, dijo: «Tomad de lo mejor de la tierra en vuestros sacos, y llevad a aquel varón un presente, un poco de bálsamo, un poco de miel, aromas y mirra, nueces y almendras» (Génesis 43.11). Por supuesto, él no sabía en ese tiempo que estaba enviando esos artículos a su propio hijo José.

A los frutos secos se les ha asociado con prevención del cáncer, disminución de riesgos de afecciones cardíacas, y ayuda para diabéticos.

He aquí una rápida comparación de tres de los más populares frutos secos que se consiguen hoy día:

Por ración de una onza	Almendras (escaldadas)	Cacahuates (tostado en seco)	Nueces
Calorías	174	164	172
Gramos de grasa	16	14	17,6
Gramos de carbohidratos	9,5	6	3,4
Potasio	95 mg.	180 mg.	
Magnesio			57,4
Gramos de proteína	1,0	6,6	6,9

Los frutos secos son ricos en importantes minerales como zinc, hierro, cobre, calcio, magnesio y fósforo. También tienen abundancia de inhibidores de la proteasa, sustancias que algunos consideran como los bloqueadores de cáncer más importantes que se han descubierto. Todas las clases de frutos secos (pistachos, cacahuates, nueces, almendras, nueces de Brasil, anacardos, bellotas, castañas y avellanas) parecen tener inhibidores de la proteasa. Los cacahuates no son verdaderos frutos secos sino en realidad una legumbre.

Los frutos secos también están repletos de polifenoles, a los que los investigadores asocian con la prevención del cáncer. Parece que los polifenoles atacan las células cancerosas antes de que empiecen a extenderse sin control por todo el cuerpo.

Los frutos secos ayudan a estabilizar los niveles de azúcar en la sangre, lo cual es una buena noticia para los diabéticos. Especialmente los cacahuates parecen permitir un ascenso lento y firme de azúcar en la sangre y de insulina.

Los frutos secos han sido por siglos en Israel un regalo que significa paz y buena voluntad. *Kibbet,* que en hebreo significa «festín», es una mezcla de dátiles, higos, uvas pasas y frutos secos. A menudo se ofrece a los visitantes o se sirve al final de una comida con miel, yogurt y té.

Un plato muy común que se sirve en la comida pascual es el *haroset.* Este plato simboliza la mezcla que los esclavos hebreos usaban para construir las pirámides de los faraones. El haroset se hace combinando tres cuartos de taza de almendras picadas, nueces u otros frutos secos con tres tazas de manzanas picadas, media taza de uvas pasas, media taza de dátiles picados, media cucharadita de canela y tres cuartos de taza de jugo de uvas o vino tinto.

DIGA «NO, GRACIAS» AL POSTRE

Algunas personas encuentran útil recordar un par de pasajes bíblicos claves cuando dicen «no» a los postres:

> ¿No sabéis que sois templo de Dios, y que el Espíritu de Dios mora en vosotros? Si alguno destruyere el templo de Dios, Dios le destruirá a él; porque el templo de Dios, el cual sois vosotros, santo es (1 Corintios 3.16-17).

> Cuando te sientes a comer con algún señor,
> Considera bien lo que está delante de ti,
> Y pon cuchillo a tu garganta, Si tienes gran apetito.
> No codicies sus manjares delicados,
> Porque es pan engañoso (Proverbios 23.1-3).

Nunca pida disculpas por no comer postre… estará enviando a su propio yo el mensaje subliminal que para usted está mal decir no. Más bien, dé un «no» sencillo y amable. Estará ayudando a su propia mente a recapacitar que puede renunciar a ciertos alimentos para tener un cuerpo sano.

Por cierto, no me opongo a un festín ocasional en un día especial o como parte de una celebración. Sin embargo, la palabra clave allí es *ocasional*. Comience a decir no a una complacencia diaria de dulces o postres.

No estoy abogando que, con un aire de auto justificación u orgullo, usted diga no a postres y dulces. Basta un sencillo y educado «no», y no un sermón o condenación para los demás. No obstante, su negativa podría ser simplemente la ayuda que necesita una persona con exceso de peso cerca de usted para también rechazar un postre.

Una vez tuve un paciente que tenía el hábito de comer medio galón de helado todas las noches antes de acostarse, y luego se preguntaba por qué pesaba más de ciento cincuenta kilos, y sufría de presión sanguínea alta, elevado colesterol y afección cardíaca coronaria. ¡Le dije que viera el lado positivo de que aún no era diabético! Este hombre hizo un cambio conductual importante en su vida (renunció al helado) y perdió peso.

Ahora bien, si usted comete el error de comer un tazón de helado, o de tener una barra de caramelos o una bolsa de papas fritas, no se castigue con la promesa de ayunar, hacer una dieta rigurosa o saltarse comidas. Simplemente retome la resolución de tomar decisiones adecuadas y comer los alimentos que Jesús comía. Ocasionalmente, todo el mundo tropieza o come demasiado del alimento equivocado. Los errores son inevitables. Sólo niéguese a hacer de ellos un patrón, o a aumentar el error al seguir tomando malas decisiones alimentarias.

Como postre, diga «sí» a las frutas y en ocasiones a frutos secos y un poco de miel.

Como refrigerio, diga «sí» a las frutas.

Coma sus frutas enteras, incluyendo la cáscara cuando sea posible.

Coma sus frutas frescas.

¡Disfrute estas alternativas de postres ricos en azúcar y escasos en calorías!

En mi experiencia, mientras más frutas frescas coma, más descubrirá que otros postres son demasiado dulces e incluso empalagosos. Lleva un poco de tiempo, pero sus papilas gustativas se pueden volver a entrenar.

¿QUÉ COMERÍA JESÚS?

Jesús comía bastantes frutas, algunos frutos secos y algo de miel.

Hacemos bien al comer diariamente más frutas frescas y enteras, y en ocasiones darnos un festín de frutos secos y un poco de miel mezclada con yogurt o fruta picada.

CAPÍTULO DIEZ

¿HACÍA EJERCICIO JESÚS?

PARECE QUE MUCHOS CRISTIANOS CREEN QUE HACER ejercicio es de muy poco valor. En parte basan su opinión en lo que el apóstol Pablo escribió a Timoteo: «El ejercicio corporal para poco es provechoso, pero la piedad para todo aprovecha» (1 Timoteo 4.8).

Sin embargo, los tiempos bíblicos eran infinitamente distintos de los modernos con relación a la necesidad de las personas de hacer «ejercicio corporal» adicional. ¡Cuando Jesús anduvo en la tierra, la mayor parte de la gente caminaba entre cinco y quince kilómetros diarios en el trascurso de su vida y su trabajo! Las personas no necesitaban comprometerse en ejercicio adicional. El ejercicio extra se hacía generalmente en el imperio romano a fin de aumentar el tamaño muscular y la fortaleza para participar en deportes de espectáculo. Es seguro que Pablo valoraba la salud física; simplemente creía que ejercitar el cuerpo para participar en deportes no era tan provechoso como usar el tiempo y la energía en el desarrollo de fortaleza espiritual.

Cuando Jesús tenía cuatro o cinco años de edad caminó con su familia desde Egipto a Nazaret, una distancia de más de seiscientos cincuenta kilómetros. Su ministerio estuvo marcado por viajes frecuentes a varias partes de Israel, muchos de esos viajes entre la región de Galilea a Jerusalén, una distancia aproximada de doscientos kilómetros.

Los judíos tenían siete fiestas oficiales, tres de ellas se debían celebrar en Jerusalén: Pascua (fiesta de los panes sin levadura), Pentecostés (fiesta de las semanas), y sukkot (fiesta de los tabernáculos). Éxodo 34.23 dice de estas fiestas: «Tres veces en el año se presentará todo varón tuyo delante de Jehová el Señor», lo cual significaba visitar el tabernáculo o templo.

Al ser un devoto judío, el padre terrenal de Jesús, José, habría asistido a esas tres fiestas anuales en Jerusalén. Era costumbre llevar la familia entera en estas peregrinaciones. Esos viajes significaban caminar por regiones desérticas y montañosas, a menudo en temperaturas que variaban entre heladas (en otoño y a principios de la primavera) a más de cuarenta y cinco grados centígrados (en verano). Es muy probable que Jesús hubiera hecho este viaje a Jerusalén tres veces al año desde que tenía cinco años hasta los treinta. De ser así, ¡caminó al menos veintiocho mil ochocientos kilómetros sólo en esos tres viajes anuales de peregrinación desde Galilea hasta Jerusalén!

Sabemos con seguridad que Jesús hizo el viaje de Nazaret a Jerusalén cuando tenía doce años de edad. Leemos en el evangelio de Lucas:

Iban sus padres todos los años a Jerusalén en la fiesta de la Pascua; y cuando tuvo doce años, subieron a Jerusalén conforme a la costumbre de la fiesta (2.41-42).

En una ocasión el evangelista Arthur Blessitt consiguió mapas que mostraban los caminos que recorrió Jesús. Calculó en cinco mil el total de kilómetros que el Señor caminó durante los tres años de su ministerio público. Agregó a esta cifra los kilómetros desde Egipto a Nazaret, así como los que Jesús anduvo desde Galilea a Jerusalén, y obtuvo un total de 32.552 kilómetros que quizás Jesús caminó durante su vida.

Parece que Jesús caminaba muchos días entre quince y treinta kilómetros. No tenemos idea de la distancia que pudo haber recorrido cuando estuvo en el desierto por cuarenta días, al comienzo de su ministerio. La cantidad verdadera de kilómetros que Jesús caminó en su vida pudo haber sido el doble de la calculada por Blessitt.

En comparación, la longitud del ecuador alrededor del mundo es de 40.066,59 kilómetros. ¡No es difícil suponer que Jesús caminara casi esa distancia en toda su vida![1]

EL EJERCICIO MÁS PROVECHOSO: LOS AERÓBICOS

La actividad cardiovascular más benéfica es el ejercicio aeróbico. *Aeróbico* significa simplemente «en presencia del aire». El ejercicio aeróbico desafía e incrementa la capacidad corporal de cargar oxígeno. El sistema cardiovascular y los músculos se vuelven más eficaces y fuertes. El corazón puede bombear más sangre oxigenada por latido, por tanto el corazón se vuelve más eficaz y disminuye el índice de descanso cardíaco. Un índice cardíaco lento y fuerte es una señal maravillosa de buena condición cardiovascular. Comúnmente veo a maratonistas cuyos índices cardíacos son cincuenta latidos por minuto.

Ejercicios aeróbicos son aquellos que utilizan los grupos musculares más grandes del cuerpo en movimientos repetidos durante un período sustentado. Estos ejercicios pueden incluir caminata rápida, correr, danza aeróbica (también jazzercicios), ciclismo, natación, remo, subir escaleras, patinaje y esquí de fondo. También se puede obtener un efecto aeróbico en un vigoroso juego de racquetbol, tenis, básquetbol u otro deporte activo.

Incluso caminar a paso moderado es una forma excelente de ejercicio aeróbico. Es más, se ha descubierto que caminar a paso moderado cinco veces por semana durante treinta minutos es tan ventajoso como caminar rápido o correr, aunque los beneficios de correr o caminar rápido se logran en menos tiempo.

Como un caminante activo, Jesús seguramente hacía ejercicio aeróbico.

BENEFICIOS DE LOS AERÓBICOS
PARA LA SALUD

El mayor beneficio de los aeróbicos es que reduce en gran manera el riesgo de afecciones cardiovasculares. Es más, el riesgo puede disminuir aproximadamente en 50%. En quienes sufren del corazón, el ejercicio aeróbico reduce el riesgo de progreso en la enfermedad. El ejercicio aeróbico da como resultado en el cuerpo la formación de circulación colateral en las arterias coronarias. Estas arterias adicionales actúan como una especie de bypass natural, y mejoran la circulación hacia el músculo del corazón.

El ejercicio aeróbico también reduce los llamados *factores de riesgo coronario*. Parece que estos factores influyen en la afección cardíaca. El ejercicio aeróbico ayuda a disminuir el peso del cuerpo, la presión alta, los triglicéridos en la sangre, y el colesterol LDL (malo). Investigadores en un estudio observaron más de ochenta y cuatro mil enfermeras por ocho años. Estas mujeres que hacían ejercicio regular tenían 54% menos riesgo de ataques cardíacos y derrames cerebrales que las sedentarias. Estudios similares con hombres han producido resultados similares.

El ejercicio también ayuda a prevenir la diabetes y a mejorar la tolerancia a la glucosa, que es la capacidad del cuerpo de regular el nivel de azúcar en la sangre. La reducción de la glucosa lleva a menudo a la diabetes. Aproximadamente uno de cada cuatro adultos en nuestra nación presenta un riesgo de desarrollar tolerancia a la glucosa reducida y finalmente diabetes. El ejercicio también mejora la capacidad corporal para usar insulina.

Recientes estudios revelan que la actividad física reduce en gran manera la posibilidad de desarrollar la aparición de diabetes en adultos, incluso sin perder peso. Sin embargo, perder peso reducirá además el riesgo de contraer diabetes. ¡Las personas que se ejercitan con regularidad disminuyen el riesgo de diabetes tipo II en casi 300%![2] Casi 90% de todos los diabéticos tienen diabetes tipo II. Esta clase de mal no es en verdad una deficiencia de insulina sino una resistencia de los tejidos, especialmente del hígado y los músculos, a los efectos de la insulina.

El ejercicio aeróbico regular también ayuda a reducir el riesgo de desarrollar cáncer. Los individuos físicamente activos tienen un riesgo radicalmente menor de sufrir de cáncer del colon, de mama y de próstata.[3] Hoy día hay muchas personas preocupadas por estas clases de cáncer, ¡y quizás lo mejor que pueden hacer para prevenirlos es ponerse sus zapatos deportivos y dar una caminata rápida cuatro o cinco veces por semana! Lo que es bueno para el cuerpo también lo es para el alma: ¡Recibir un poco de sol y de aire fresco es bueno para usted!

VALOR DEL EJERCICIO DE RESISTENCIA PARA LA SALUD

Los ejercicios de resistencia, como correr, danza aeróbica y caminar, también ayudan a mantener la densidad ósea, y por consiguiente a prevenir la osteoporosis.[4]

La osteoporosis es muy común en mujeres de más de cincuenta años. Generalmente después de los treinta la masa ósea disminuye en un porcentaje anual de 0,3 a 0,5%. Esta pérdida se incrementa a 2 ó 3% cuando una mujer entra a la menopausia, y este porcentaje de pérdida ocurre casi durante diez años a partir de entonces. En sus vidas las mujeres tienden a perder más o menos 35% de su masa ósea cortical (los huesos largos de manos y pies), y más o menos 50% de sus estructuras óseas trabeculares (vértebras). En cambio, los hombres sólo pierden en el transcurso de su vida la cuarta parte de su hueso cortical y más o menos la tercera parte de sus estructuras óseas trabeculares.[5]

El Dr. Kenneth Cooper, considerado el fundador del movimiento de ejercicios aeróbicos, es un fuerte defensor de los ejercicios de impacto, los cuales aumentan la densidad ósea, tanto en hombres como en mujeres, en las partes del esqueleto sometidas a la presión incrementada de los ejercicios de impacto. Los ejercicios que caen en esta categoría son: danza aeróbica, saltar cuerda, canotaje, voleibol, correr y tenis.

EJERCICIO Y CONTROL DE PESO

Uno de cada dos estadounidenses es obeso o tiene sobre peso. La obesidad es un factor de riesgo para afecciones cardíacas, hipertensión, diabetes, artritis, algunas formas de cáncer y otros males degenerativos.

Caminar es uno de los mejores aliados que se conocen para perder peso. Caminar rápido ayuda a alcanzar y mantener el peso corporal ideal en dos maneras: al aumentar tanto la masa muscular como el índice metabólico elemental, y al reducir el apetito.

¿Cómo impacta el ejercicio en el metabolismo de una persona, y qué tiene esto que ver con el control del peso? El índice metabólico elemental de un individuo disminuye más o menos 5% por cada década de vida después de los veinte años de edad. La gente sedentaria tiene una reducción importante en su masa muscular a medida que envejece. En individuos sedentarios hay una pérdida aproximada de siete libras de músculo cada década después de los veinte años de edad. El ejercicio aeróbico regular, así como el entrenamiento con pesas, ayuda a una persona a aumentar la masa muscular, y en consecuencia a levantar el índice metabólico elemental. La persona puede perder peso cuando este índice aumenta. Puesto que tanto el índice metabólico elemental como la masa muscular disminuyen con la edad de la persona, es muy difícil evitar el aumento de peso después de los cuarenta, a menos que haga ejercicio regular.

Además, se ha demostrado que el ejercicio aeróbico reduce el apetito en la gente y también disminuye la ansiedad por los alimentos.

OTROS BENEFICIOS DEL EJERCICIO REGULAR

Con seguridad el ejercicio estimula el bienestar psicológico. Reduce el estrés y la ansiedad al permitir que la persona queme los químicos del estrés que alimentan la ansiedad. Aumenta la liberación de endorfinas en el cerebro; estas endorfinas son sustancias parecidas a las hormonas, que levantan el estado de ánimo y dan al individuo una sensación de bienestar.

Uno de los beneficios de mantener su peso ideal es psicológico. Una persona que ha mejorado el tono muscular y tiene el peso ideal es alguien a quien generalmente se le ve bien, lo cual crea una autoimagen favorable. La capacidad cardiovascular mejorada que se obtiene por el ejercicio regular aumenta el nivel de energía en el individuo, y promueve más el sueño placentero. ¡Mejor descanso y mayor energía es una gran combinación para generar una perspectiva positiva de la vida!

Es mejor hacer ejercicio aeróbico a media tarde o al iniciar la noche. Recomiendo a la gente que camine, trote o haga ejercicio aeróbico regular al menos una hora antes de su comida nocturna para ayudarle a liberar las tensiones del día, a reprimir el apetito, y a darle energía para las actividades nocturnas. Las personas que hacen ejercicios aeróbicos muy tarde en la noche llegan a descubrir que tienen un nivel demasiado alto de energía, que no les permiten dormir con facilidad. Por lo general, para reducir de peso lo mejor es hacer ejercicio con pesas antes de los aeróbicos.

Otro resultado muy importante del ejercicio aeróbico se relaciona con el sistema linfático, del cual la gente conoce muy poco. Cuando el corazón bombea sangre, esta sigue dos rutas. Una es a través del sistema circulatorio de arterias y venas, y la otra es a través del sistema linfático. El sistema linfático tiene pequeños vasos sanguíneos que están presentes en todos los tejidos, y generalmente van junto a pequeñas venas y arterias. Los pequeños vasos linfáticos contienen cerca de quince litros de fluido linfático; en otras palabras, en el cuerpo hay casi tres veces más fluido linfático que sangre verdadera.

El sistema linfático es muy importante en la eliminación de toxinas del cuerpo, y también en el mantenimiento de las defensas del sistema inmunológico. El sistema linfático incluye los ganglios linfáticos (cada persona tiene más o menos seiscientos, que actúan como filtros). Los glóbulos blancos en los ganglios linfáticos examinan el fluido linfático en busca de bacterias, virus, restos orgánicos y otros microbios. Los glóbulos blancos incluyen macrófagos, células T, células B y linfocitos, que atacan virus, hongos y bacterias. Una gran parte del sistema linfático (al menos 60%) está en los intestinos, especialmente en las paredes intestinales. Cuando el sistema linfático no responde bien o está bloqueado, los glóbulos blancos se hacen más lentos o se incapacitan para matar virus, bacterias y otros microbios. Como resultado se puede ocasionar con mayor facilidad una enfermedad en el cuerpo.

Mientras que la sangre sirve principalmente para alimentar las células con oxígeno y nutrientes, el fluido linfático funciona como eliminador de desperdicios celulares. El fluido linfático circula con mucha más lentitud que la sangre; es más, generalmente sólo da un recorrido completo por el cuerpo una vez al día.

El fluido linfático se compone más o menos de 50% de proteína plasmática, y el sistema linfático es el más importante sistema para transportar plasma sanguíneo a través del cuerpo. Cuando se afecta el sistema linfático, la proteína (que es el componente básico esencial de todas las células) es incapaz de llegar con eficacia a todas las células del cuerpo. La proteína plasmática en el sistema linfático es aproximadamente la mitad de toda la proteína plasmática que circula en el cuerpo. Después de recorrer el cuerpo en el sistema linfático, la proteína plasmática vuelve a pasar al torrente sanguíneo. Los linfáticos sacan lipoproteínas, como el peligroso colesterol LDL (malo) y otras sustancias tóxicas, de la circulación.

El fluido linfático entra al torrente sanguíneo o al sistema linfático en el conducto toráxico, que está en la región superior izquierda del pecho. Cuando el fluido linfático da marcha atrás o se estanca debido a infección o falta de ejercicio, todo el sistema se puede volver tóxico por la falta de linfáticos que dispongan del desperdicio celular.

¿Cómo se relaciona el flujo de fluido linfático con el ejercicio? El sistema linfático funciona de modo distinto al sistema circulatorio sanguíneo. Este último depende del bombeo del corazón. El sistema linfático, que en realidad fluye hacia arriba contra la gravedad en todas partes del cuerpo, a excepción de la cabeza y el cuello, depende de contracciones musculares para su flujo adecuado. A decir verdad, las contracciones musculares empujan el fluido a través de canales linfáticos. Si bajan los niveles de actividad, el flujo de fluido linfático es mucho más lento. ¡El ejercicio aeróbico puede aumentar tres veces el flujo linfático! Eso significa que se expulsa tres veces la cantidad de desperdicio celular, microbios extraños, placa arterial y colesterol LDL (malo).

Un flujo más rápido de líquido linfático también significa que las proteínas vuelven a entrar más fácilmente al torrente sanguíneo. Cuando estas proteínas regresan al sistema linfático tienden a atraer agua. El resultado a menudo es hinchazón o edema en distintos tejidos del cuerpo.

Algunas de las mejores actividades aeróbicas para estimular el flujo linfático parecen ser saltar cuerda y saltar en un mini trampolín.

Sin embargo, otra ventaja del ejercicio es que aumenta la transpiración, la cual es otro método corporal de depurar desperdicios. La transpiración ayuda a mantener limpia y flexible la piel, y también regula la temperatura del cuerpo. Quizás la transpiración no esté de moda, ¡pero es saludable! Vivimos en hogares con aire acondicionado, trabajamos en oficinas con aire acondicionado, conducimos autos con aire acondicionado, y compramos en centros comerciales con aire acondicionado. Usamos antitranspirantes para no transpirar. La mayoría de estadounidenses llevan un estilo de vida sedentario que no produce transpiración. El resultado es la formación de toxinas en sus cuerpos, toxinas asociadas claramente con una amplia variedad de enfermedades degenerativas.

Creo que una de las razones de que Dios creara el verano fue para que el hombre pudiera expulsar de su sistema muchos de los venenos que se habrían acumulado durante las estaciones de otoño, invierno y primavera.

Algunos en el campo médico han llamado a la piel «el tercer riñón», porque puede liberar del cuerpo toxinas como pesticidas, solventes, metales pesados, urea y ácido láctico. Más o menos 99% de la transpiración es agua, y el restante 1% es por lo general desperdicio tóxico. Cepillar la piel con una esponja o algún cepillo burdo puede ayudar a remover la piel seca que se acumula en la epidermis. Recomiendo que se cepille la piel seca antes de darse una ducha. Este cepillado puede ayudar a mejorar la excreción de toxinas al destapar poros transpirados e incrementar la circulación.

El ejercicio no sólo aumenta la transpiración sino que también mejora la circulación en la piel, lo cual lleva nutrientes para alimentarla y sacar desperdicios tóxicos. Los nutrientes para la piel ayudan a repararla y rejuvenecerla, ocasionando por lo general una apariencia más juvenil.

El ejercicio tiene muchos otros beneficios para la salud, entre ellos el mejoramiento de la digestión y la eliminación. El ejercicio regular acompañado de consumo adecuado de agua puede aumentar la frecuencia de movimientos intestinales al promover el peristaltismo. También reduce el riesgo de desarrollar coágulos. En resumen, pocas cosas pueden hacer más para potenciar la buena salud que la actividad física adecuada, y especialmente el ejercicio aeróbico.

INICIE UN PROGRAMA DE EJERCICIOS

El ejercicio más importante que casi todo el mundo puede hacer regularmente al iniciar un programa de ejercicios es caminar. El único requisito necesario es un buen par de zapatos deportivos. Pero si a usted no le gusta caminar, encuentre un ejercicio que sí disfrute. Al hacer lo que le gusta, es probable que se ponga a hacer ejercicio más a menudo y por más tiempo. Si usted prefiere montar en bicicleta, bailar, patinar, salir de excursión, nadar o hacer otra actividad aeróbica, hágalo.

El Dr. Kenneth Cooper recomienda de veinte a treinta minutos de actividad aeróbica, tres o cuatro veces por semana.[6] Recomiendo a mis pacientes que para ejercitarse programen una cita de media hora, tres o cuatro días por semana; que la escriban en su planificador diario o en un calendario de citas, ¡y que luego cumplan la cita!

Una de las conclusiones que resultan de investigar el ejercicio es que los treinta minutos al día no se deben hacer al mismo tiempo; una caminata de quince minutos a inicio de la hora de almuerzo, y otra después de la cena, dan como resultado similares beneficios que un período de treinta minutos seguidos de ejercicio.

Quizás usted descubra que es mucho más fácil mantener un programa de ejercicios si es responsable ante otra persona. Comprometa a un miembro de la familia o una amistad a ejercitarse regularmente con usted, o únase a un grupo o una clase de ejercicios. Lo importante es comenzar, y luego continúe ejercitándose de modo regular. Haga del ejercicio una prioridad.

Determine la oscilación del ritmo cardíaco al hacer ejercicio

Al iniciar un programa de ejercicios usted debe determinar la oscilación de su ritmo cardíaco. Su meta debería estar entre 50 y 80% de su ritmo cardíaco máximo. Para determinar esta variedad, a 220 réstele su edad. Multiplique esa cantidad por 0,5 (50%), y luego multiplíquela por 0,8 (80%). He aquí un ejemplo: un individuo de cuarenta años de edad debe restar 40 de 220 (220 - 40 = 180); 180 x 0,5 = 90; 180 x 0,8 = 144. La oscilación del ritmo cardíaco al hacer ejercicio es entre 90 y 144 pulsaciones por minuto.

Mantenga la oscilación de su ritmo cardíaco entre 50 y 60% del máximo al inicio de su programa de ejercicio. En el ejemplo debería ser entre 90 y 108 pulsaciones por minuto. Después de un par de meses aumente la intensidad entre 60 y 70% del máximo. En el ejemplo sería entre 108 y 126 pulsaciones por minuto. Después de varios meses más, y a medida que físicamente esté más en forma, aumente la intensidad de su ejercicio entre 70 y 80%. En nuestro ejemplo de una persona de cuarenta años, esa cantidad debe estar entre 126 y 144 pulsaciones por minuto.

Aumentar su ritmo cardíaco más de 80% de su máximo establecido en realidad es más dañino que benéfico. La razón principal es que ese ejercicio hace que se produzcan en el cuerpo más radicales libres. La buena noticia es que bajo condiciones normales, y en el ámbito saludable descrito, también se producen más antioxidantes en el cuerpo para encargarse del incremento de radicales libres. Sin embargo, quienes se ejercitan con demasiada intensidad, o por períodos muy largos, pueden producir excesivas cantidades de radicales libres. Este exceso de radicales libres puede dañar tejidos y órganos.

El Dr. Kenneth Cooper ha enfocado este problema en su libro *Antioxidant Revolution* [Revolución antioxidante]. Analiza los peligros del sobreentrenamiento, y especialmente el que hacen los maratonistas. Quienes entrenan en exceso de modo continuo a gran intensidad, en realidad aumentan su riesgo de desarrollar cáncer, afecciones cardíacas y otros males degenerativos.[7] Le recomiendo firmemente a usted que no se convierta en un «guerrero de fin de semana»: alguien que sólo se ejercita los fines de semana. Estos por lo general lo hacen al suponer que treinta minutos de ejercicio, cuatro o cinco veces por semana, equivalen a dos o tres horas de ejercicio fuerte en un fin de semana. ¡Esa suposición es falsa!

Los guerreros de fin de semana tienen más desgarres musculares, sufrimientos y dolores, canillas entablilladas, problemas de pie, y otros padecimientos músculo-esqueléticos, que quienes se ejercitan con regularidad. Por supuesto, los guerreros de fin de semana no son los únicos que se ejercitan en exceso o hacen esfuerzos excesivos. El riesgo de un ataque cardíaco para un hombre sedentario de cincuenta años de edad, después de una actividad física agotadora como palear nieve, es mayor de 10 000% comparado con un individuo de la misma edad que hace ejercicio con regularidad y está en buenas condiciones.[8]

La mayoría de los médicos y fisiólogos de ejercicios, entre ellos el Dr. Kenneth Cooper, recomiendan que una persona se someta a un examen médico antes de iniciar un programa de ejercicios. Ese examen médico, en opinión del Dr. Cooper, debe incluir una prueba de rutina de ejercicio dirigida por un médico calificado. Esto se recomienda especialmente a personas mayores de treinta años y a quienes tienen algún factor de riesgo cardiovascular.

Es importante añadir ejercicios de estiramiento y resistencia a sus aeróbicos. El estiramiento estimula la flexibilidad y también puede servir de calentamiento antes del ejercicio, lo cual ayuda a prevenir lesiones músculo-esqueléticas. El estiramiento también puede ayudar a reducir síntomas de artritis.

El ejercicio de resistencia (también llamado entrenamiento con pesas) tiene una importancia especial para preservar la masa muscular y evitar la osteoporosis.

Si usted está iniciando un programa de caminatas, le recomiendo con firmeza que haga estiramiento antes de caminar, y principie su caminata lentamente para calentar sus músculos. Aumente su paso poco a poco; disminúyalo unos cuantos minutos antes de terminar su caminata para enfriarse. Este patrón puede reducir en gran manera su riesgo de lesionarse.

HAGA LO QUE DEBE HACER

La esperanza de vida en Estados Unidos se aproxima rápidamente a ochenta años, y la cantidad de individuos ancianos crece al doble del porcentaje restante de población. En Estados Unidos más de un millón de personas sufren cada año ataques cardíacos, y más de quinientas mil mueren de afecciones cardíacas. Investigadores de los centros de control de enfermedades calculan que se pueden atribuir doscientas cincuenta mil muertes cada año a la falta de ejercicio.

Que una persona sea totalmente sedentaria la predispone a un riesgo 55% mayor de morir antes de tiempo, en comparación con quienes tienen actividades regulares suaves o moderadas. Más del 90% de nuestra población concuerda en que el ejercicio físico regular es bueno para nuestra salud, pero sólo cerca del 20% de adultos son activos de modo regular. Sencillamente no hacemos lo que debemos hacer.[9] Muchas personas tienen membresías en clubes de salud que no utilizan, o tienen bicicletas estacionarias o pistas nórdicas guardadas en sus garajes. La década de los noventa trajo auge a la industria de ejercicios, con el surgimiento de muchos clubes de salud, la fabricación de más equipos de ejercicios que nunca, y el aumento del interés en ejercitarse con entrenadores personales. Pero lo que a menudo empieza como un programa de ejercicio *no* parece ser lo que mantenemos.

La mayor admonición para el ejercicio es esta: Comience.

La segunda mayor admonición es esta: Ejercítese regularmente.

La tercera mayor admonición es esta: Manténgase ejercitándose.

Cuando de ejercicio se trata, haga lo que debe hacer; y manténgase haciéndolo, haciéndolo y haciéndolo.

QUÉ HARÍA JESÚS

En el caso del ejercicio debemos hacer lo que Jesús hacía: Hacer abundante ejercicio diario. Para la mayoría de personas el ejercicio más benéfico es caminar, que es la manera en que nuestro Señor se ejercitaba en esta tierra.

CAPÍTULO ONCE

CÓMO UTILIZAR LOS ALIMENTOS QUE JESÚS COMÍA PARA PERDER PESO

HACE AÑOS ASISTÍ A UNA CONVENCIÓN EN UN GRAN hotel de Las Vegas. Cuando mi esposa y yo llegamos al comedor para desayunar descubrimos un salón enorme con mesas magníficamente decoradas, que parecían contener todo alimento imaginable. En un lado del salón había alimentos en su «estado natural». Había abundancia de frutas frescas: montículos de uvas, piñas recién cortadas, toronjas, melones, melones blancos, melocotones, duraznos, naranjas, manzanas y exhibiciones coloridas de fresas, moras y arándanos. Este lado del salón también tenía una mesa de cereales y panes integrales, así como frutos secos, semillas y yogures.

Sin embargo, al lado opuesto del aparador de comidas había alimentos elaborados y cocinados: Panqueques, wafles, rosquillas, pastelitos, huevos, papas doradas, salchichas, tocino, bizcochos, salsa y otros alimentos procesados ricos en grasa y azúcar.

Nos sentamos donde podíamos ver las dos grandes exhibiciones. Dije a mi esposa que observara qué clase de gente tendía a ir a cada exhibición. Ella se enfrascó en esta actividad y empezó a mantener registro. Al final pudimos concluir con firme evidencia anecdótica (si no datos clínicos científicos) que la persona típica que comía de la mesa rica en azúcares y grasas tendía a tener sobrepeso, más hinchazón alrededor del rostro y los ojos, y generalmente hombros encorvados y complexión más pálida. Estos individuos tendían a parecer más cansados y con menor nivel general de energía.

Por otra parte, la gente que prefería alimentos de la mesa con frutas, granos integrales, semillas, frutos secos y yogurt, parecía ser más delgada, con más energía, con mejores complexiones y posturas, y parecía tener una apariencia más saludable.

Esa fue una experiencia reveladora para mi esposa. Desde ese día comenzó a comer más frutas, verduras, granos integrales, semillas y frutos secos. Redujimos drásticamente nuestro consumo de comidas rápidas, comidas chatarras, y alimentos muy procesados. No sólo mejoramos nuestra apariencia física sino que también aumentaron nuestros niveles de energía. Al decidirnos por consumir los alimentos que Jesús comía, cambiamos nuestra dieta falta de calorías, con falsas calorías, y a menudo con calorías promotoras de enfermedades, por calorías llenas de vitaminas promotoras de salud, fitonutrientes, antioxidantes, minerales, ácidos grasos y enzimas.

CÓMO PERDER PESO CON LAS COMIDAS QUE JESÚS CONSUMÍA

Consumir lo que comía Jesús es muy sencillo. No hay cuenta de calorías, gramos de grasa o carbohidratos. Consumir regularmente la dieta mediterránea deja tiempo de sobra y aumenta en una persona su nivel de actividad, como caminar o hacer ejercicio diario, lo que poco a poco resulta en pérdida de peso.

Sin embargo, si alguien tiene problemas con el peso, debe seguir pasos específicos para resaltar la pérdida de peso:

1. Limite las féculas a sólo una porción por comida. Prefiera granos integrales y alubias en vez de féculas procesadas.

2. Limite el consumo de aceite de oliva a una o dos cucharadas con cada comida. Si hace un aderezo para una ensalada hecha de lechuga frondosa y vegetales frescos, use sólo una o dos cucharadas de aceite de oliva con vinagre balsámico y otros condimentos. Exija que le den aparte el aderezo de la ensalada e introduzca la ensalada en el aderezo. Elimine todos los demás aceites, mantecas y mantequillas para cocinar. Si le es necesario tener aceite para untar en el pan, mezcle partes iguales de aceite de oliva y mantequilla bien suavizada, luego deje que la mezcla se enfríe en la refrigeradora. Coma sólo una pequeña cantidad de mantequilla con aceite de oliva por comida.

3. Limite el consumo de pescado o pollo a dos porciones diarias, cada una entre dos y cuatro onzas. Coma sólo una ración semanal, de no más de tres a cuatro onzas, de carne de res criada en granja u otra carne roja.

4. Comience su almuerzo y su cena con una gran ensalada de lechuga fresca y verde oscura (a la cual podría añadir otros vegetales frescos). Dése tiempo para comer su ensalada. Descubrirá que es mucho más fácil decir no a platos con almidones o carne que siguen en el menú.

5. Cuando intente perder peso, limite el vino tinto a sólo dos o cuatro onzas.

6. Prefiera comer sus frutas enteras, no en jugo. Coma un pedazo de fruta en la mañana, y luego use frutas como refrigerio o postre. Las manzanas llenan mucho y en realidad pueden suavizar la necesidad de dulce. Mientras usted pierde peso evite las frutas con alto índice glicémico, como bananos, dátiles, higos, mangos, papayas, uvas pasas, ciruelas pasas o naranjita china. En vez de ellas prefiera manzanas, moras, frambuesas, fresas, melones, toronjas, uvas, melones blancos, kiwi, duraznos,

naranjas, melocotones, peras, piñas, ciruelas, mandarinas y sandías.

La buena nueva es que una dieta mediterránea adaptada para perder peso puede incluir todos los vegetales no feculosos que una persona desee: ensaladas verdes, brócoli, repollo, , espárragos, arvejas verdes, espinaca, calabacita, col rizada, hojas de nabo, calabaza y coliflor, entre otros.

OBESIDAD, UNA EPIDEMIA NACIONAL

En Estados Unidos tenemos una epidemia nacional de obesidad. Es más, la nación tiene mayor porcentaje de obesidad que cualquier otro país en el mundo industrializado. Más de la mitad de los estadounidenses adultos tienen sobrepeso o son obesos, y aproximadamente 25% de nuestros niños tienen sobrepeso o son obesos.

El índice de masa corporal, o IMC, es un cálculo razonablemente exacto de grasa corporal. Pesarse dentro del agua es una medida mucho más exacta de la grasa en el cuerpo. Sin embargo, determinar el IMC es mucho más práctico y fácil. La ecuación para determinar el IMC es:

Índice de masa corporal = peso en kilogramos/altura en metros

Un IMC de 18,5 a 25 se considera peso normal. Cualquier cantidad menor de 18,5 es más bajo de lo normal. Un IMC de 30 a 35 es obeso, y cualquier cantidad mayor de 35 se considera extremadamente obesa.

PRINCIPIOS BÁSICOS PARA PERDER PESO

Toda pérdida de peso se basa en un principio muy sencillo: comer menos calorías de las que se queman. Usted puede lograr esto al comer menos calorías de las que su cuerpo quema, o al aumentar su nivel de actividad para quemar más calorías de las que actualmente consume.

IMC / Altura (cms.)	19 Peso (kilos)	20	21	22	23	24	25	26	27	28	29	30	31	32	33	34	35
147,5	41,5	43,5	45,5	47,5	50	52	54	56,5	58,5	61	62,5	65	67	69,5	71,5	73,5	76
150	43	45	47	49,5	52	54	56,5	58	60,5	62,5	65	67	69,5	71,5	74	76,5	78,5
152,5	44	46	48,5	51	53,5	56	58	60,5	62,5	65	67	69,5	71,5	74	76,5	79	81
155	45	48	50,5	52,5	55,5	57,5	60	62	65	67	69,5	71,5	74,5	76,5	79	81,5	84
157,5	47	49,5	52	54,5	57	59,5	61,5	64,5	66,5	69,5	71,5	74,5	76,5	79,5	81,5	84,5	86,5
160	48,5	51	53,5	56,5	59	61,5	64	66,5	69	71,5	74	76,5	79,5	81,5	84,5	86,5	89,5
162,5	50	52,5	55,5	58	61	63,5	66	68,5	71,5	74	76,5	79	81,5	84,5	87	89,5	92,5
165	52	54,5	57	60	62,5	65,5	68	71	73,5	76,5	79	81,5	84,5	87	90	92,5	95,5
167,5	53,5	56	59	61,5	64,5	67	70,5	73	76	78,5	81	84,5	87	90	92,5	95,5	98
170	55	57,5	61	63,5	66,5	69,5	72	75,5	78	81	84	86,5	90	92	96	98,5	101
172,5	57	59,5	62,5	65,5	68,5	72	74,5	77,5	80,5	83,5	86	89,5	92	95,5	98	101	104,5
175	58	61	65,5	67,5	70,5	73,5	76,5	80	82,5	86	89	92	95	98	101	104,5	107
177,5	60	63	66,5	69,5	73	75,5	79	82	85,5	88,5	91,5	95	98	100,5	104	107	110,5
180	62	65	68	71,5	75	78	81	84,5	87,5	91	94,5	97,5	100,5	104	107	110,5	113,5
182,5	63,5	67	70	73,5	77	80,5	83,5	86,5	90,5	93,5	96,5	100,5	103,5	106,5	110	113,5	117
185	65	68,5	72	75,5	79	82,5	86	89,5	92,5	96	99,5	103	106,5	110	113,5	116,5	120,5
187,5	67	70,5	74	77,5	81,5	84,5	88	91,5	95,5	99	102	105,5	109,5	113	116	120	123,5
190	69	73	76,5	80	83,5	87	91	94,5	98	101,5	105,5	109	112,5	116	120	123,5	126,5
192,5	70	74,5	78	82	86	89,5	93	96,5	100	104,5	108	111,5	115,5	119,5	123	126,5	130,5

Dos de las dietas más populares en Estados Unidos son las de carbohidratos, como la de Atkins y las maravillas del azúcar, y las dietas muy bajas en grasa como la Pritikin y la Ornish. El problema con estas dietas es que como respuesta provocan en la gente ansias por comer, y tienen un porcentaje de falla de casi 100% después de cinco años, según la conferencia de evaluación de los institutos nacionales de tecnología en salud.[1]

Tanto las dietas bajas en carbohidratos como las bajas en grasa funcionan. La gente pierde peso de modo temporal. No obstante, casi siempre vuelven a ganar el peso que han perdido, y muchas veces ganan aun más.

Una de las razones principales de que funcionen las dietas de Atkins y las bajas en carbohidratos es que disminuyen eficazmente los niveles de insulina. Los estadounidenses consumen en demasía azúcar y alimentos procesados ricos en carbohidratos con elevados índices glicémicos. Tanto el azúcar como los carbohidratos con elevados índices glicémicos aumentan la insulina, la cual a su vez reduce los niveles de azúcar en la sangre y estimula el almacenamiento de grasa. Al ingerir los alimentos que consumía Jesús, una persona sólo come cantidades muy pequeñas de productos azucarados, y en raras ocasiones. En lugar de carbohidratos procesados con elevado índice glicémico, esa persona come féculas integrales. Consumir granos integrales, alubias, legumbres y otros alimentos ricos en fibra, acompañados del uso de aceite de oliva, evita los niveles elevados de insulina, lo cual en esencia «apaga» la señal para que el cuerpo almacene grasa.

Las dietas bajas en carbohidratos son casi siempre ricas en grasas de mala clase (como saturadas, polisaturadas en exceso, e hidrogenadas). Cuando estas grasas se utilizan para cocinar, crean radicales libres que causan daños degenerativos en el nivel celular. Quienes siguen estas dietas por lo general consumen excesivas cantidades de carne y grasa animal, lo cual se asocia con un mayor riesgo de afecciones cardíacas y de cáncer. Tales personas casi no comen frutas, verduras ni fibra, y por lo tanto a estas dietas les faltan generalmente fitonutrientes, antioxidantes y fibra, todo lo cual ayuda a evitar el cáncer y los males cardíacos.

Las dietas bajas en grasa, como las de Pritikin y de Ornish, también funcionan. Las personas pierden peso. Sin embargo, no saben muy bien, y después de comer alimentos, una persona se levanta a menudo de la mesa sin sentirse satisfecha. Esto puede llevarla a hartarse de comida. Parece que en todas estas dietas hay una respuesta igual o «una comilona» esperando a la vuelta de la esquina.

En un marcado contraste, comer a la manera que lo hacía Jesús se vuelve un estilo de vida en el cual alimentarse es una experiencia. Los alimentos cocinados con aceite de oliva y distintas hierbas y condimentos están repletos de sabor y son satisfactorios. Los alimentos completos y frescos, las frutas y los vegetales, y los granos integrales dejan una sensación de llenura.

Siempre animo a quien desea perder peso que se enfoque simplemente en comer los alimentos que comía Jesús, en vez de consumir productos procesados artificialmente. En vez de crear el hábito compulsivo de contar gramos de carbohidratos, gramos de grasa o calorías, concéntrese en comer alimentos adecuados y alternativas culinarias.

AUMENTE SU ÍNDICE METABÓLICO

Otro factor importante en la pérdida de peso es el índice metabólico. «Índice metabólico elemental» se define en el *Diccionario médico de Stedman* como la «producción de calor en un individuo al más bajo nivel químico celular en estado despierto, o la mínima cantidad de actividad celular asociada con las funciones orgánicas continuas de respiración, circulación y secreción». En otras palabras, el índice metabólico elemental es el porcentaje en el cual su cuerpo funciona cuando usted está despierto sin hacer nada.

El índice metabólico elemental debe ser lo primero en determinar en la mañana, antes del desayuno, cuando el cuerpo y la mente aún están descansando, en un cuarto con temperatura ni demasiado fría ni demasiado caliente.

Uno de los reguladores clave para el índice metabólico es la glándula tiroides. El hipotiroidismo es sencillamente baja función tiroidal. Muchas personas tienden a desarrollar hipotiroidismo a medida que envejecen. Esta condición se diagnostica de dos modos: o un bajo nivel de hormona tiroides en la sangre o un elevado nivel de hormona pituitaria TSH en la sangre.

Antes del uso de exámenes de sangre era común diagnosticar hipotiroidismo basándose en temperaturas corporales. Este examen funcional fue desarrollado por la Dra. Broda Barnes.[2] Usted mismo puede realizarlo: registre su temperatura al despertar cada mañana durante tres a siete días, o incluso más tiempo. Use un termómetro de mercurio que tenga cerca de la cama antes de dormir. Colóquelo al despertar bajo la axila por diez minutos y luego registre su temperatura. Las mujeres posmenopáusicas pueden hacer este examen cualquier día, pero las que menstrúan lo deben realizar en el segundo, tercer y cuarto días de la menstruación. Temperaturas corporales elementales menores a 36,4 pueden indicar hipotiroidismo.

Otros síntomas de hipotiroidismo incluyen depresión, problemas menstruales, estreñimiento, piel seca, problemas de pérdida de peso, fatiga, sensibilidad al frío y dolores de cabeza.

¿Qué tiene que ver el índice metabólico con mantener e incrementar masa corporal magra? ¡Bastante! La masa corporal magra, que es peso muscular en la persona, es metabólicamente más activa que el tejido adiposo o graso. En otras palabras, una libra de músculo en descanso quema muchas más calorías que una libra de grasa. La mayoría de personas que deben perder peso en realidad deben reemplazar libras de grasa por libras de músculo. Esto se hace de modo más eficaz y eficiente por medio del ejercicio.

Quienes hacen ejercicio regular, y especialmente quienes caminan con regularidad y también hacen ejercicios de calistenia, con pesas, o de resistencia, son quienes aumentan sus porcentajes de músculo en el cuerpo. Mucho después de una caminata rápida los índices metabólicos se mantienen elevados. El resultado es que aun en descanso, una persona tiende a tener un índice metabólico más alto. Mientras más elevado tal índice, más grasa se quema y más fácil es mantenerse perdiendo peso.

Una persona puede aumentar el índice metabólico levantando pesas (incluso mancuernas en casa) o realizando calistenia u otros ejercicios de resistencia algunas veces a la semana, y luego caminar rápido durante veinte o treinta minutos.

Tendemos a creer que el ejercicio es algo para los jóvenes, pero la verdad es esta: Es aun más importante para una persona hacer ejercicio después de los veinte años y nunca dejar de hacerlo. El índice metabólico elemental disminuye aproximadamente 5% por cada década después de los veinte años de edad. La mujer común con un estilo de vida sedentario pierde más o menos siete libras de músculos por cada diez años después de los veinte años de edad. Es muy fácil para la mujer ganar peso, aun sin cambiar sus patrones alimentarios, y especialmente cerca de los años de la menopausia. Cuando los niveles hormonales comienzan a bajar, la masa muscular también disminuye mientras se acumula grasa. Las mujeres en el período menopáusico (que puede durar de cinco a diez años y podría incluso empezar desde los treinta y cinco años) tienden a ganar un promedio de dos o tres libras al año, y a veces más. Durante este período el estrógeno tiende a subir, y esa elevación promueve el almacenamiento de grasa, especialmente en nalgas, caderas y muslos.

Durante el período perimenopáusico (período exactamente antes de la menopausia, o uno o dos años antes, durante y después de que terminen los ciclos menstruales) el estrógeno y la progesterona parecen aumentar y disminuir, los niveles de testosterona tienden a subir, y todos los demás factores conducen a un mayor almacenamiento de grasa en el abdomen. Añada a esto una lenta función tiroidal, una reducción de masa muscular, y lo que parece ser un aumento del estrés para muchas mujeres en esta época de su vida, y ganar peso parece casi inevitable. A propósito, el estrés resulta en mayores niveles de serum cortisol y menores niveles de serotonina. Los niveles muy prolongados de cortisol pueden llevar a aumentar la acumulación de grasa alrededor de la cintura, así como a elevar las grasas en la sangre y el azúcar en la sangre. Los niveles más bajos de serotonina afectan el estado de ánimo y el apetito. Pueden llevar a depresión, ansiedad, insomnio y ansias por ciertos alimentos, especialmente azúcares y almidones. Es fácil ver cómo muchas personas, en su mayoría mujeres, quedan atrapadas en un círculo vicioso que trae como consecuencia no sólo ganar peso sino estados variables de ánimo y ansias incrementadas por azúcares y almidones.

Para evitar este círculo vicioso, comience a ejercitarse con regularidad y a hacer varios ejercicios aeróbicos, calistenia y a alzar pesas. También haga que su médico revise su función tiroidal con exámenes de sangre, y que revise su temperatura corporal elemental. Luego coma como lo hacía Jesús.

LA SENSIBILIDAD A LOS ALIMENTOS Y LAS ALERGIAS INFLUYEN EN LA PÉRDIDA DE PESO

Otro factor que se debe considerar al analizar y mantener la pérdida de peso es la sensibilidad a los alimentos. Más y más estadounidenses se están volviendo sensibles o alérgicos a varios alimentos, debido en gran parte al consumo excesivo de comida chatarra, comida rápida y alimentos muy procesados con numerosos aditivos.

Uno de los síntomas de la sensibilidad y la alergia a los alimentos es una tendencia a ganar peso y a retener líquidos con facilidad, y a experimentar más inflamación, flatulencia y gas, a menudo acompañados de calambres abdominales, náuseas, estreñimiento, diarrea, fatiga, ojeras, mucosidad excesiva, cambios de estado de ánimo, irritabilidad y dolores de cabeza.

Algunas de las alergias o sensibilidades más comunes son a productos lácteos, huevos, trigo, maíz, levadura, soya y azúcar. Muchas personas se vuelven fisiológica y psicológicamente adictas a estos alimentos, ¡y ansían los mismos productos a los cuales son alérgicos o sensibles! Al ansiar y consumir estos alimentos, una persona puede desarrollar una adicción a la comida.

La mejor manera de discernir si usted tiene alergia o sensibilidad a alimentos es eliminar por completo de su dieta los productos alérgenos más comunes. Sencillamente deje de comer productos lácteos, huevos, trigo, maíz, levadura, soya y azúcar. Luego agréguelos de nuevo a la dieta uno a uno por un período, y observe si ocurre alguno de los síntomas mencionados.

Una vez identificada la sensibilidad o la alergia, una persona debe evitar estos alimentos al menos por tres meses. El mejor modo de evitarlos, por supuesto, es evitar alimentos artificiales procesados y consumir una dieta natural de productos sin procesar, vegetales frescos y granos integrales. Si usted sospecha o descubre que es sensible al trigo, sustituya el pan blanco con pan de millo, con arroz integral o con otros granos sin trigo. Si una persona es sensible al trigo, por lo general también es sensible a la avena, la cebada y el centeno. Al eliminar por tres meses el producto al cual tienen sensibilidad, generalmente se vence la sensibilidad y se puede agregar otra vez este alimento a su dieta en pequeñas cantidades cada tres o cuatro días.

Si usted es sensible a productos lácteos, puede reemplazarlos en su dieta por queso de soya, queso de arroz u otro queso natural no lácteo. Después de noventa días estrictos sin consumir productos lácteos puede por lo general reincorporarlos a su dieta, consumiéndolos sólo cada tres o cuatro días.[3]

MODIFICACIÓN CONDUCTUAL PARA MANTENERSE PERDIENDO PESO

Perder peso y mantener la pérdida de peso requieren modificaciones conductuales. He aquí diez comportamientos que valen la pena modificar:

1. Modifique la manera en que compra y cocina alimentos. Muchas personas tienen dificultad en modificar el modo en que comen. Por tanto, ¡recomiendo que modifiquen la manera en que compran alimentos y los preparan!

   Esta es una de las estrategias conductuales más sencillas y eficaces: Saque de su carrito de compras o de su casa toda la comida chatarra, los alimentos procesados y los alimentos apetecibles. No compre esos productos. Si no están a su disposición, no tendrá la tentación de comerlos.

   Muchos padres aseguran creer que sus hijos se sentirán rechazados si no tienen galletas, papitas fritas o helados a su disposición. Simplemente les digo que les compren frutas frescas. Los niños se adaptan con rapidez y aprenden a disfrutar más las frutas que los helados, las galletas, las papas fritas y otras golosinas chatarras.

2. Modifique su hora de comida. Intente comer su cena nocturna de tal modo que la haya terminado por completo antes de las siete de la noche, y no coma refrigerios tarde en la noche.

3. Modifique su actividad después de comer. Prefiera ir a caminar después de lavar los platos de la cena. Disfrute el aire nocturno. Vaya con su familia o una amistad, y continúe su conversación de la mesa mientras camina. Descubrirá que esto es una alternativa placentera a dejarse caer en el sofá frente al televisor.

4. Tenga sólo una ración de cada producto en la comida, y practique el «control de porción» en ella. Sirva su plato del tazón de porciones en el mostrador o de la olla en el horno, y lleve su plato a la mesa para comer. Tendrá menos tentación de regresar por una segunda ración.

5. Comience a dejar algunos bocados de comida en su plato en vez de dejarlo limpio. Si usted suma los bocados no comidos durante un mes, ¡probablemente tendrá el valor de varias comidas! A muchos de nosotros nos enseñaron de niños a dejar limpios los platos para no desperdiciar comida, especialmente con los millones de niños hambrientos que hay en todo el mundo. Descubrí de joven adulto que dejar limpio mi plato no ayudaba a esos niños hambrientos, y que la comida extra que estaba consumiendo iba de verdad a la «cintura»… a mi cintura.

6. Espacie sus comidas más o menos cuatro horas, y no se salte comidas. Saltar comidas tiende a reducir el índice metabólico. También lleva a bajar el azúcar en la sangre, lo cual por lo general desata las ansias por azúcares, féculas y comida chatarra.

7. Mantenga refrigerios sanos a su alcance: frutas, frutos secos, semillas. Coma un tentempié ligero y saludable antes de hacer sus compras de alimentos.

8. Cuando vaya a la tienda de comestibles, compre en el perímetro de la tienda. Descubrí que en la mayoría de supermercados ponen los alimentos más sanos en las paredes exteriores. No entre a la panadería. No camine por el pasillo de papas fritas, galletas u otros alimentos atractivos que no son saludables.

9. Diga «no» al postre. No pida ninguno cuando vaya a comer fuera. Si alguien le ofrece un postre, simplemente diga un amable «no».

10. Por último, niéguese a comer alimentos por cualquier razón distinta de nutrir su cuerpo y disfrutar una comida con familiares o amigos. A muchos de nosotros cuando éramos niños nos dieron alimentos de consuelo, los cuales tendían a ser pudines, gaseosas y productos azucarados. Podemos asociar los alimentos ricos en azúcar y grasas con momentos felices (por ejemplo, pasteles y helados en fiestas de cumpleaños). El resultado es que muchos adultos se vuelven a esos alimentos de «consuelo» cuando el estrés de la vida se vuelve abrumador. En soledad o en momentos de ansiedad, se vuelven a la comida para sanar lo que sienten emocionalmente. Niéguese a caer en ese patrón.

Cuando usted se sienta con tensión o ansioso, dé una caminata rápida. Cuando se sienta solo, llame a un amigo, y mejor aún, ¡haga que su amigo le acompañe en su caminata rápida!

CAPÍTULO DOCE

EL ESTILO DE SALUD
MEDITERRÁNEO

HEMOS OÍDO BASTANTE DEL ESTILO DE VIDA DEL MUNDO
en los últimos treinta años. Pero cuando se trata de comer del
modo en que lo hacía Jesús, prefiero la expresión *estilo de salud*.
Hay mucho más para degustar como lo hacía Jesús que simplemente comer. Un buen estilo de salud requiere decisiones respecto a los alimentos que compramos, respecto a cómo prepararlos, y
con relación al ejercicio y a la creación de una experiencia culina-
ria agradable para nosotros mismos.

Como espero que usted haya concluido para cuando esté leyendo este capítulo, la mejor fuente de todos los asuntos de estilo
de salud es Jesucristo. Su manual operacional, la Sagrada Biblia,
debe dictaminar el modo en que enfocamos todo aspecto de vida.

Los alimentos que Jesús comía eran muy parecidos a los que de-
fiende la muy popular dieta mediterránea de años recientes, con excepción de los alimentos prohibidos que enumeran los libros de Levítico y
Deuteronomio. La dieta mediterránea permite cerdo y mariscos, así
como peces sin escamas y otros productos prohibidos en la Biblia.
Aparte de esas variaciones, el plan de alimentación ofrece lo que era
común en los tiempos bíblicos y en la tierra donde vivió Jesús.

Soy firme defensor de la dieta mediterránea como un todo. Esta no es buena sólo para perder peso; también es un enfoque excelente de alimentación para el resto de la vida de las personas. Numerosos estudios de investigación han indicado que es la dieta más saludable del mundo.

Los pueblos que viven alrededor del Mar Mediterráneo han seguido por siglos la dieta mediterránea (variaciones de la dieta se siguen en el sur de Francia, partes de Italia, partes del norte de África como Marruecos, Israel y regiones de Turquía). Fuentes vegetales forman el núcleo de la dieta, y las variaciones en ella tienden a relacionarse con las plantas únicas que se encuentran en las distintas naciones.

BASE DE INVESTIGACIÓN PARA LA DIETA MEDITERRÁNEA

Los beneficios de la dieta mediterránea se han conocido por casi cuarenta años: por tanto, su influencia de largo plazo está bien documentada. La dieta vino inicialmente de la investigación del Dr. Ancel Keys y sus socios. Ya en 1058, el Dr. Keys publicó su opinión de que existía un vínculo entre la dieta y afecciones de la arteria coronaria. Específicamente creía en una relación directa entre el mayor consumo de grasas saturadas y un mayor riesgo de enfermedades coronarias. Su opinión provino de su observación científica de que durante los racionamientos de comida en tiempos de guerra, el consumo de carnes y productos lácteos en algunas naciones europeas se redujo en forma dramática; y lo mismo ocurrió con las muertes por enfermedades cardíacas y la tasa total de mortalidad. Entre la gente rica de esas naciones (que seguían consumiendo carnes grasas y productos lácteos) aumentó el riesgo de afecciones cardíacas.

El Dr. Keys y sus investigadores estudiaron de 1958 a 1964 a más de doce mil hombres en edades entre cuarenta y cincuenta años. Estos hombres fueron divididos en dieciséis grupos de estudio en siete países: Finlandia, Japón, Italia, Grecia, Países Bajos, Yugoslavia y EE.UU. A la investigación del Dr. Keys se le llamó «estudio de siete países».[1]

A cada participante del estudio se le entrevistó y examinó físicamente, y se le registró información acerca de su presión sanguínea, niveles de colesterol, historia de fumador, nivel de actividad, hábitos dietéticos y otros varios hábitos de salud.

Al final de su período de estudio, el Dr. Keys y sus investigadores analizaron los datos de esos hombres y descubrieron que los integrantes de grupos mediterráneos tenían las menores tasas de mortalidad por cualquier causa. Lo que más sorprendió a los investigadores fue la dramática reducción en la tasa de mortalidad por afección cardíaca coronaria. Los griegos tuvieron la menor tasa global de males cardíacos, una tasa incluso más baja que la de los japoneses. Los hombres finlandeses tuvieron la tasa más elevada de afecciones cardíacas, y también 40% de las calorías que consumían era de grasas, y más de 50% de esas calorías eran de grasas saturadas. En comparación, los griegos consumían casi la misma cantidad de calorías de grasa, pero sólo un pequeño porcentaje de ellas eran de grasas saturadas. La mayor parte del consumo de grasas en los griegos era monosaturada, la cual tendían a consumir en forma de aceite de oliva.

Los japoneses sólo consumían 9% de sus calorías totales de grasa, y sólo 3% de grasa saturada; sin embargo, los griegos tenían menor incidencia que los japoneses en enfermedades del corazón. Además, la tasa de afecciones cardíacas en los griegos era casi 90% más baja que las personas que estudiaron en el grupo de EE.UU.

Esta era la gran pregunta para el Dr. Keys y sus socios: ¿Cómo puede un pueblo comer un mayor porcentaje de calorías de grasa, fumar más cigarrillos, tomar más vino, ejercitarse muy poco, y sin embargo tener mayor esperanza de vida, una importante reducción en afecciones cardíacas coronarias, menor incidencia de cánceres (distintos al de pulmones o los relacionados con el humo de cigarrillos), y una incidencia reducida de hipertensión, obesidad, y la mayoría de las demás enfermedades degenerativas que sufren los estadounidenses? Respuesta: Los componentes de la tradicional dieta mediterránea.

Como ya lo analizamos, la dieta estadounidense es demasiado alta en grasas saturadas, azúcar, alimentos procesados, sal, carne roja y comidas rápidas; y a la inversa, es demasiado baja en frutas frescas, verduras y granos integrales. La dieta mediterránea tiene un equilibrio mucho mejor.

DOS GUÍAS PIRAMIDALES MUY DISTINTAS DE ALIMENTOS

A usted le podría interesar que numerosas organizaciones de la salud exigieron en 1991 que el Departamento de Agricultura de los EE.UU. abandonara los cuatro grupos de alimentos, y recomendara una importante reducción en azúcar, grasa y consumo de alimentos oleaginosos. También le recomendaron a este departamento que clasificara los productos lácteos y las carnes rojas como alimentos opcionales, y no uno de los cuatro grupos básicos. Seguramente esta recomendación se apoyaba en numerosos estudios científicos de investigación, los cuales mostraban evidencias concluyentes de que el elevado consumo de productos lácteos y cárnicos era un importante factor que contribuía al desarrollo de afecciones cardíacas, cáncer, diabetes, obesidad y muchas enfermedades degenerativas. Al año siguiente, el Departamento de Agricultura ideó la guía piramidal de alimentos para reemplazar los cuatro grupos básicos.

La guía piramidal de alimentos muestra que la porción más grande de nuestra dieta (la parte que forma la base) debería consistir de pan, cereal, arroz y pasta, lo cual debe componer entre 30 y 40% de la dieta de una persona. En mi opinión, lo que el Departamento de Agricultura de los EE.UU. no dijo (y debió haber resaltado) es que estos alimentos deben ser productos integrales.

El siguiente nivel hacia arriba en la pirámide es el grupo de vegetales y frutas. Aquí el Dep. de Agricultura recomendó de tres a cinco porciones de vegetales al día, y de dos a cuatro de fruta. Los vegetales deben comprender de 15 a 20% de la dieta diaria de una persona, y la fruta debería comprender de 10 a 15%. Por desgracia el promedio estadounidense parece creer que los tres grupos principales de vegetales para consumir son papas a la francesa, ruedas de cebollas, y salsa de tomate, y que las frutas se deben comer en forma de mermelada, de jugo cargado de azúcar, o de lata. Para que la guía piramidal de alimentos del Dep. de Agricultura sea provechosa, una

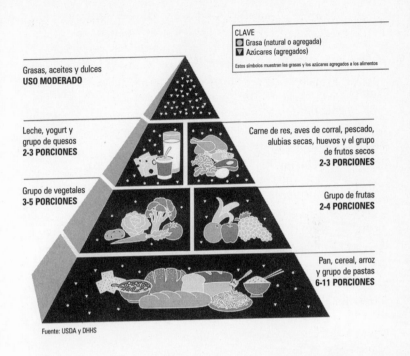

CLAVE
🔲 Grasa (natural o agregada)
🔻 Azúcares (agregados)
Estos símbolos muestran las grasas y los azúcares agregados a los alimentos

Grasas, aceites y dulces
USO MODERADO

Leche, yogurt y
grupo de quesos
2-3 PORCIONES

Carne de res, aves de corral, pescado,
alubias secas, huevos y el grupo
de frutos secos
2-3 PORCIONES

Grupo de vegetales
3-5 PORCIONES

Grupo de frutas
2-4 PORCIONES

Pan, cereal, arroz
y grupo de pastas
6-11 PORCIONES

Fuente: USDA y DHHS

persona debería consumir frutas y vegetales frescos y enteros siempre que sea posible.

El tercer nivel hacia arriba en la guía del Dep. de Agricultura es de dos a tres porciones diarias de leche, yogurt o queso, y dos o tres porciones de carne de res, aves de corral, pescado, alubias o judías secas, huevos y frutos secos. Según esa guía, los productos lácteos no deberían totalizar más del 10% del consumo diario de una persona; y carne de res, aves de corral, judías, huevos y frutos secos también deberían totalizar menos del 10% del consumo diario por persona. El Departamento de Agricultura establece el tamaño de la porción para esta parte de la pirámide de dos a tres onzas, lo cual da la impresión que una persona puede consumir hasta nueve onzas de carne roja al día. En mi opinión, esa cantidad es muy dañina para la salud. No recomiendo más de cuatro onzas de carne al día (de preferencia pollo y pescado).

Grasas, aceites y dulces están en la cima de la pirámide, y a esta sección se le asigna 5% de la dieta de una persona. Esta pequeña sección de la pirámide debería incluir todas las grasas y los aceites, incluyendo el aceite en aderezos de ensaladas, aceite para cocinar, comidas rápidas y alimentos procesados. La mayoría de estadounidenses están muy por encima de esa cantidad.

La guía piramidal de alimentos del Departamento de Agricultura de los EE.UU. es un buen inicio, pero no clarifica de modo adecuado cada nivel de la pirámide. En comparación, he aquí la guía piramidal de alimentos para la dieta mediterránea.

La dieta mediterránea resalta los alimentos no procesados. Los carbohidratos complejos están en la base. Estos alimentos incluyen arroz integral o marrón, pasta integral y pan integral (de manera ideal todos ellos se deben preparar frescos, a diario y sin preservadores). Otros granos adecuados para la base de esta pirámide son el

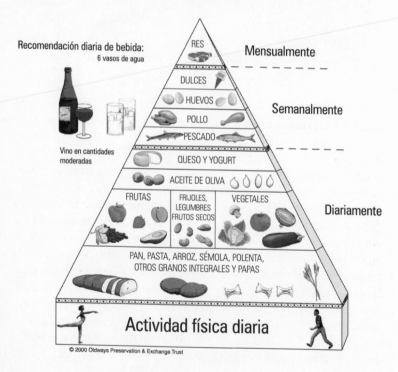

Recomendación diaria de bebida: 6 vasos de agua

Vino en cantidades moderadas

RES — Mensualmente

DULCES
HUEVOS
POLLO
PESCADO — Semanalmente
QUESO Y YOGURT
ACEITE DE OLIVA
FRUTAS | FRIJOLES, LEGUMBRES FRUTOS SECOS | VEGETALES — Diariamente
PAN, PASTA, ARROZ, SÉMOLA, POLENTA, OTROS GRANOS INTEGRALES Y PAPAS

Actividad física diaria

© 2000 Oldways Preservation & Exchange Trust

trigo vulgur (trigo integral partido), sémola, polenta (papilla burda de maíz) y papas. Los panes integrales que se consumen en las naciones mediterráneas tienen gran cantidad de fibra y poca cantidad de azúcares, grasas hidrogenadas o aditivos. En las naciones mediterráneas comúnmente se consumen granos integrales en cada comida.

En el siguiente nivel de la guía mediterránea de alimentos están: frutas, vegetales, alubias, otras legumbres y frutos secos. Una comida típica incluye una ensalada que consiste de lechuga verde oscura frondosa, tomatera madura, brócoli, espinaca, pimentones, cebollas y pepinos. A menudo se sirven vegetales frescos, por lo general mezclados con pasta o arroz, en ensaladas, aperitivos o como acompañante de un plato principal. La fruta se come principalmente como postre o refrigerio.

Las legumbres y las judías se sirven por lo general en sopas o añadidas a ensaladas, se usan como salsas (como la de garbanzos al estilo griego), y a menudo se ofrecen como plato principal. Se acostumbra añadir frutos secos a ensaladas o a platos principales para dar más sabor y consistencia. Por lo general no se consumen frutos secos solos, como se hace en Estados Unidos; ¡tampoco son un aperitivo común servido en cocteles con gran contenido de azúcar!

El tercer nivel hacia arriba en la pirámide de alimentos de la dieta mediterránea es el aceite de oliva. Este se usa en lugar de margarina, mantequilla, manteca y otros aceites. El aceite de oliva no sólo se utiliza en platos principales cocinados o en platos acompañantes, sino que rutinariamente se combina con vinagre balsámico o para hacer aderezo de ensaladas.

El cuarto nivel hacia arriba en la pirámide de alimentos de la dieta mediterránea es queso y yogurt. La dieta utiliza cantidades muy pequeñas de queso, como parmesano fresco rayado sobre pasta, o un poco de queso de cabra desmenuzado sobre una ensalada griega. La leche por lo general no se consume como bebida; más bien, comúnmente se degusta en forma de yogurt (más o menos una copa al día). El yogurt de la dieta mediterránea no es rico en azúcar, pero es bajo en grasa o no tiene grasa, y se sirve agregándole fruta fresca. Un uso común del yogurt es como aderezo de ensaladas, y generalmente se le agrega eneldo, ajo, cebolla o pepino.

El pescado es el quinto nivel en la guía piramidal mediterránea de alimentos. Se consume con mayor frecuencia que la carne roja o el pollo. En algunos países mediterráneos la gente consume en la semana hasta treinta y ocho onzas de pescado por persona.[2] Comer porciones de cuatro onzas de pescado varias veces por semana es muy beneficioso.

Las aves de corral y los huevos son el sexto nivel en la pirámide de alimentos mediterráneos. La dieta mediterránea común incluye tres onzas de pollo de dos a cuatro veces por semana. El pollo frito prácticamente no se conoce en las naciones mediterráneas. A gran parte de la carne de pollo y de pavo se le quita la piel antes de cocinarla y agregarla a sopas, guisos y otros platos de vegetales. El consumo promedio de huevos en esas naciones es de cero a cuatro por semana. Por lo general los huevos se usan para hacer panes y postres; no son ingredientes básicos del desayuno.

En el séptimo nivel de la pirámide están los dulces. No es común el consumo diario de dulces y postres ricos en azúcar, además de caramelos. En vez de eso, son «festines» para cumpleaños, bodas y otros momentos de celebración. Los postres tienden a ser fruta fresca.

La cima de la pirámide mediterránea está dedicada a la carne roja. Esta incluye carne de res, ternera, cerdo, oveja, cordero y cabra. En las naciones mediterráneas se consume muy poca carne roja, no más de algunas veces al mes, y generalmente es un «ingrediente» mezclado con pequeñas cantidades de salsa y grandes cantidades de vegetales, pasta y arroz. Hay la tendencia de reservar esta carne para ocasiones especiales, y casi nunca se da como plato principal. Mucha de la carne se guisa o se asa.

Por lo general las comidas de la dieta mediterránea se sirven con vino tinto o agua embotellada como bebida. Casi nunca más de un vaso en cada comida.

MÁS QUE UN PLAN PARA COMER

La dieta mediterránea es más que un plan para comer; trata también con el gasto de calorías y los aspectos sociales de la comida.

El ejercicio es común en el modo de vivir mediterráneo. Las personas que viven en esos países por lo general no hacen ejercicio en clubes de salud o como deporte; simplemente son más activos en el curso de sus vidas cotidianas. Tienden a caminar a diario hasta el mercado para comprar pan y vegetales frescos, caminan hasta las casas vecinas para hacer visitas, y caminan al trabajo o al colegio.

Los habitantes de las naciones mediterráneas también tienden a comer en un ambiente familiar más relajado. Les gusta contar historias durante las comidas, y tienden a gastar más tiempo para consumirlas, lo cual a menudo se intercala con risas. Saborean sus alimentos y, más que una tarea rutinaria, hacen de la comida una «experiencia».

El estadounidense promedio tiende a no gastar más de diez minutos en una comida; y a menudo mira televisión o conduce un auto mientras come. No sorprende que sufran de indigestión casi epidémica, acidez estomacal, úlceras, gastritis, síndrome de intestino irritable y otros problemas digestivos. Al comer con tanta rapidez los estadounidenses tienden a consumir más comida de la que de veras necesitan; el cerebro necesita tiempo para registrar la señal de «llenura», y para ese momento la mayoría de estadounidenses ya han comido en exceso.

La óptima digestión se realiza cuando cada bocado se mastica más o menos treinta veces. Esto no sólo agrega adecuada saliva a la comida sino que crea el marco para óptimas digestiones y absorciones. Además, el ritmo más lento de comer permite al cerebro enviar una señal más exacta de que no se necesita más alimento.

Los estadounidenses también tienden a comer solos y a utilizar la comida como calmante para aliviar el estrés, la ansiedad y la depresión. Las comidas mediterráneas se tienden a consumir con otras personas presentes, y en consecuencia la hora de la alimentación se convierte en un momento de comunicación y vínculo emocional. Estas características de la comida ayudan a aliviar el estrés y la depresión.

CÓMO CAMBIAR A UN ESTILO DE SALUD MEDITERRÁNEO

Estos son los diez pasos importantes que recomiendo para que una persona cambie de una manera estadounidense típica de comer a un modo de comer mediterráneo:

1. Elimine todos los alimentos procesados de su despensa y comience de nuevo. Tire todas las bolsas de papas fritas, nachos y otros tentempiés con grasa hidrogenada, galletas dulces, pasteles, caramelos, galletas de soda, cereales ricos en azúcar, pan blanco, alimentos muy procesados, y productos ricos en azúcar. Bote también todos los aceites que no sean de oliva, incluyendo aderezos de ensaladas, manteca, Crisco y otros productos con grasas hidrogenadas. Empiece a comprar sólo alimentos integrales, además de frutas y vegetales frescos. Llene su alacena con aceite de oliva, frutos secos, semillas y granos integrales.

2. Cocine y hornee con productos integrales. Coma más frutas y vegetales, alubias, legumbres y granos integrales frescos.

3. Sustituya margarina, mantequilla, aderezos de ensaladas y otros aceites por aceite de oliva. Evite todos los alimentos fritos o empapados en aceite.

4. Limite el consumo de queso a pequeñas cantidades de parmesano o queso griego (usado en platos principales o ensaladas). No coma bloques de queso.

5. Consuma yogurt natural bajo en grasa, agregue frutas, y endulce con panela o Stevia (un sustituto natural para el azúcar, que no tiene efectos colaterales dañinos).

6. Prefiera pescado y pollo en vez de carne roja, y coma carne con moderación.

7. Elimine los dulces azucarados.

8. Disfrute un vaso de vino tinto con el almuerzo o la cena.

9. Haga ejercicio regularmente... camine más.

10. Haga de la comida una experiencia para disfrutar con otras personas. Pase más tiempo comiendo, saboree sus alimentos y disfrute hablando de la vida con familiares y amigos.

TENGA LA DESPENSA IDEAL

La despensa ideal para comer a la manera de Jesús incluiría estos artículos alimenticios generales:

Pan. Seleccione panes integrales o pan árabe integral. Si tiene alergia al trigo, prefiera pan de millo o pan de arroz integral (disponible en la mayoría de tiendas naturistas).

Cereal. Escoja cereal de soya GoLean, All Bran, Fiber One, Shredded Wheat, Grape Nuts, granola natural (sin azúcar), avena tradicional (no instantánea), o salvado de avena. Si usted tiene alergia al trigo, trate cereal de millo o cualquier cereal integral sin gluten.

Queso. Prefiera parmesano (recién rallado o en trozos, y rállelo usted mismo), mozarela semidescremado, o queso griego. Si usted es sensible o alérgico a productos lácteos, escoja queso de soya. Recomiendo quesos orgánicos.

Huevos. Prefiera los de granja.

Pescado. Prefiera pescado con escamas y aletas. Evite el bagre y los mariscos. Asegúrese que su pescado es fresco y que viene de aguas no contaminadas.

Fruta. La mejor es la fruta fresca. La congelada es aceptable. Evite fruta enlatada en almíbar.

Hierbas y condimentos. Muchas recetas mediterráneas piden ajo en polvo, perejil, sal Celtic (disponible en la mayoría de tiendas naturistas), y pimienta negra. Experimente con hierbas y condimentos, los cuales son una gran manera de añadir sabor a su cocina sin agregar grasa o azúcar.

Carne. Prefiera carne de granja. Evite el cerdo.

Leche. Prefiera leche descremada y yogurt de leche descremada o requesón. Leche de soya, de arroz y de almendras son buenas alternativas si una persona es sensible o alérgica a productos lácteos.

Frutos secos. Los frutos secos preferidos son almendras y nueces. Mantenga los frutos en bolsas selladas después de abiertas, y guárdelas en su refrigeradora o congelador.

Aceite de oliva. Prefiera aceite de oliva extra virgen o virgen.

Pasta. Prefiera productos de pasta integral. Si usted tiene alergia al trigo, pruebe con pasta de arroz.

Aves de corral. Prefiera pollo y pavo, mejor aun porciones de carne blanca.

Sopas y caldos. Prefiera sopas y caldos bajos en sodio, en grasa (los consigue en tiendas naturistas), y en aditivos alimenticios.

Féculas. Además de la pasta, prefiera arroz integral o marrón, judías, legumbres, lentejas, papilla de maíz o polenta, y papas (frescas, no instantáneas).

Dulces. Almacene un poco de miel. Considere usar Stevia (una fuente de alimento natural muy dulce y que se puede añadir fácilmente a alimentos en vez de edulcorantes artificiales). Es buena contra la diabetes y no tiene efectos secundarios dañinos. Usted quizás desee darse un festín de un poco de fruta naturalmente endulzada (sin agregarle azúcar).

Vegetales. Prefiéralos frescos o congelados. Los vegetales enlatados bajos en sodio son aceptables en ocasiones. Prefiera especialmente estos vegetales: espárragos, brócoli, repollo, zanahorias, pimientos, aceitunas, cebollas, espinaca, tomates y calabacín. Prefiera lechuga verde oscura como la romana por sobre la repollada, la cual no tiene casi muchos fitonutrientes.

Vinagre. Prefiera vino tinto y balsámico, o cidra de manzana.

Vino. Prefiera el tinto.

Yogurt. Prefiéralo natural, descremado o bajo en grasa.

Recuerde siempre: lo que usted lleva del supermercado a su casa es lo que tiene a su disposición para comer. Si no lleva comida chatarra a casa, ¡no consumirá comida chatarra en su hogar!

CAPÍTULO TRECE

PLAN DIARIO DE ALIMENTACIÓN Y MENÚS PARA UNA SEMANA

LA BASE PARA COMER COMO LO HACÍA JESÚS CONSISTE en una serie de principios para el diario vivir. Es cierto que comer tres veces al día (desayuno, almuerzo y cena) puede ser una manera saludable de vida, siempre que esas tres comidas sean reducidas y balanceadas. Hasta el refrigerio más pequeño entre comidas puede ayudar a mantener balanceados los niveles de azúcar en la sangre, y a dar máxima energía en todo el día.

DESAYUNE SIEMPRE

El desayuno es la comida más importante del día. ¡Nunca se lo salte! Desayuno significa literalmente «después del ayuno». Este por lo general se consume diez o doce horas después de la última comida de una persona.

Cuando de desayuno se trata, piense en su índice metabólico como un fuego en la chimenea. Este fuego del metabolismo casi se ha extinguido en la mañana. Para encenderlo otra vez es necesario consumir un desayuno saludable.

El pan integral es una buena elección en el desayuno, así como cereal integral, yogurt sin dulce y un pedazo de fruta.

HAGA DEL ALMUERZO SU COMIDA PRINCIPAL

El almuerzo es en las naciones mediterráneas la comida más elaborada del día. A menudo las familias pasan comiendo una hora o más alrededor de una mesa, y luego toman una corta siesta hasta que pase el calor del día.

Recomiendo llevar su almuerzo al trabajo, y anime a sus compañeros o amigos de trabajo a hacer lo mismo. Luego reúnanse y disfruten sus almuerzos. No pierda tiempo conduciendo hasta un restaurante, buscando un sitio donde estacionar, y esperando sentado, sólo para devorar su lunch a toda prisa porque casi ha terminado la hora para almorzar. Más bien reúnase con compañeros o amigos, y hagan un picnic al aire libre. Quizás antes o después de comer quieran ir a caminar, lo cual ayuda a quemar el fuego metabólico.

CONSUMA TEMPRANO UNA CENA LIGERA

La comida principal para la mayoría de los estadounidenses es la cena. Recomiendo que usted la coma lo más temprano posible en la noche; esto es mucho más importante si tiene un problema de peso. Después de la cena camine con sus familiares o amigos.

La cena es un buen momento para comer una gran ensalada de lechuga verde oscura (como la romana), y añada cuantos vegetales frescos como desee: zanahorias, cebollas, tomates y pepinos. ¡Mientras más brillantes sus colores, mejor!

La cena es una buena oportunidad para comer varios platos. Después de una ensalada tal vez quiera un plato pequeño de sopa de frijoles, lentejas, brócoli (con queso parmesano en ella) o vegetales frescos. Sírvase un pedazo de pan integral, el cual tal vez quiera mojar en crema de garbanzos o en una mezcla de aceite de oliva extra virgen, al que se haya agregado un poco de pimienta molida y vinagre balsámico.

Limite su consumo de pescado o pollo a tres o cuatro onzas por ración. Coma rara vez carne roja. Si come vegetales como entrada, hágalos al vapor, o ligeramente soasados, o cómalos frescos. ¡Ninguna regla dice que un plato principal debe ser cocinado!

De postre prefiera un pedazo de fruta fresca.

Considere beber un vaso de vino tinto con su comida, o de cuatro a ocho onzas de agua filtrada a la que haya añadido zumo de un limón o lima recién exprimido. (También puede agregar al agua una cantidad muy pequeña de Stevia, limón o lima para hacer limonada o limenada.)

SE PUEDEN COMER REFRIGERIOS LIGEROS

Recomiendo fruta como tentempié, quizás con dos onzas de yogurt sin dulce o requesón bajo en grasa.

DEJE LAS COMIDAS ESPECIALES PARA OCASIONES ESPECIALES

¿Significa esta manera de comer que no puede consumir un pedazo de pastel de cumpleaños o una copa de helado? ¡No! Siga esta regla sencilla: Reserve las comidas especiales para ocasiones especiales. Por supuesto, si intenta perder peso querrá eliminar todos los alimentos ricos en azúcar hasta que alcance su peso ideal.

TOME MUCHA AGUA

Asegúrese de tomar al menos dos litros diarios de agua filtrada o purificada. Recomiendo de uno a dos vasos de agua de ocho onzas, treinta minutos antes de una comida, para ayudar a la digestión y evitar comer en exceso; y luego uno o dos vasos más o menos dos horas después de una comida. Beber agua en exceso durante una comida aminora la digestión.

CONSEJOS PARA COMER FUERA

El estadounidense promedio come fuera varias veces por semana. Es probable que usted descubra que las comidas más nutritivas y económicas son las que puede hacer en casa. Sin embargo, si comer fuera le resulta agradable y más conveniente, aquí tiene varias sugerencias:

- Pida siempre que su ensalada no tenga aderezos, y exija aceite de oliva y vinagre como aderezos acompañantes de la ensalada.

- Divida el plato fuerte con otra persona. Como norma general, el tamaño de la ración de la carne, el pescado o el pollo es suficiente para dos personas, especialmente en esta época de porciones más y más grandes. Pida que a los platos acompañantes de saludables vegetales como brócoli, espárragos, espinacas, o una papa horneada no le agreguen nada.

- Pida al cocinero que no añada mantequilla a los vegetales cuando los cocina.

- Prefiera sopas basadas en vegetales por sobre las basadas en cremas.

- Exija pan integral.

- Como postre, prefiera fruta fresca si hay.

UNA SEMANA DE MENÚS

El siguiente no es un recetario sino una guía «de alimentación» para una semana.

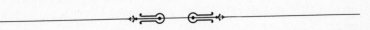

DÍA UNO

Desayuno

Cuatro onzas de jugo fresco de fruta exprimida o un pedazo pequeño de fruta.

Una porción de avena tradicional, a la cual usted le haya agregado nueces o almendras tajadas. También podría querer añadir bayas o su fruta preferida al cereal. Recomiendo frambuesas, moras, fresas y arándanos.

Almuerzo

Ensalada de atún, compuesta de dos o tres onzas de atún empacado en agua, al cual le agrega cebollas picadas, apio picado, tomates, pepinos y cualquier otro vegetal que desee. Ponga la ensalada de atún sobre una base de lechuga verde oscura (como la romana). Use aderezos de vinagre balsámico y aceite de oliva. (Véase receta.)

Beba agua filtrada o embotellada a la que le ha exprimido limón o lima. (Stevia opcional.)

ADEREZO DE VINAGRE Y ACEITE DE OLIVA PARA ENSALADA

Esta es mi receta favorita para un aderezo de vinagre y aceite de oliva:

6 cucharadas de aceite de oliva extra virgen
4 cucharadas de vinagre balsámico
2 cucharadas de zumo de limón recién exprimido
½ cucharadita de sal Celtic (más si es necesario)
1 a 2 dientes de ajo (machacados)

Combine todos los ingredientes (quizás los quiera licuar en un procesador de alimentos o una licuadora). Guarde la mezcla en un recipiente cerrado y refrigérelo.

Cena

Una ensalada de vegetales verdes, más zanahorias, tomates, pepinos. Como aderezo use vinagre balsámico y aceite de oliva.

Una taza de sopa de lentejas.

Un pedazo de pan integral o pan árabe integral mojado en crema de garbanzos. (Véase receta.)

Cuatro onzas de salmón a la parrilla con brócoli al vapor, rociado con queso parmesano y servido sobre una porción pequeña de arroz marrón o integral.

Un vaso de cuatro onzas de vino tinto o agua filtrada.

CREMA DE GARBANZOS

Deje los garbanzos en remojo toda la noche. Escúrralos bien. Por cada dos tazas de garbanzos agregue un litro de agua fresca, y póngalos a hervir, luego deje que sigan hirviendo a fuego lento por una o dos horas (hasta que estén tiernos).

Extraiga el agua y ponga los garbanzos en una licuadora o procesador de alimentos. Haga puré. Entonces por cada dos tazas de garbanzos agregue:

½ taza o menos de pasta de semillas de sésamo
(dependiendo del sabor)
2 cucharadas de aceite de oliva extra virgen
1 diente de ajo (finamente picado)

jugo de 2 limones medianos (recién exprimidos)
½ a 1 cucharadita de sal Celtic
½ cucharadita de comino molido

Licue abundantemente hasta que suavice. Sazone al gusto. Ponga la mezcla en un recipiente hermético y refrigérela. La mezcla debe durar aproximadamente cinco días.[1]

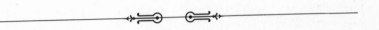

DÍA DOS

Desayuno
Cuatro onzas de jugo de frutas recién exprimido o un pedazo pequeño de fruta.
Cereal integral o cereal rico en fibra (como cereal de soya GoLean, All Bran, Fiber One, trigo triturado, o Grape Nuts).
Use leche descremada, leche de soya, leche de arroz o leche de almendras en su cereal.

Almuerzo
Una ensalada grande y verde oscura con otros vegetales. Agregue dos onzas de pechuga de pavo (rebanada). Aliñe con queso griego espolvoreado y haga el aderezo con vinagre balsámico y aceite de oliva.
Una rebanada de pan integral (mojado en crema de garbanzos o aceite de oliva extra virgen).
Agua filtrada o embotellada con zumo de limón o lima recién exprimido. (Stevia opcional.)

Cena

Ensalada de lechuga verde oscura aliñada con aderezo de vinagre y aceite de oliva.

Pasta integral con salsa marinara, rociada con queso parmesano. (Véase receta.)

Un vaso de cuatro onzas de vino tinto o agua filtrada.

SALSA MARINARA

Agregue a una lata de salsa de tomate baja en sal:

2 – 3 tomates frescos picados
2 – 3 dientes de ajo (machacados)
1 taza de cebollas picadas
3 cucharadas de aceite de oliva extra virgen
1 cucharadita de orégano
2 cucharadas de perejil fresco picado
2 cucharadas de albahaca seca
sal Celtic y pimienta para sazonar

¡No es necesario cocinar esta salsa!

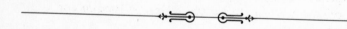

DÍA TRES

Desayuno

Cuatro onzas de jugo de fruta recién exprimida o una pequeña porción de fruta.

Omelette con un huevo entero (de granja) y dos claras de huevo adicionales (sustituto de huevo). Agregue cebollas picadas, tomates, champiñones, pimentones y cualquier otro vegetal que desee. Cocine el Omelette en una pequeña cantidad de aceite de oliva, y rocíelo con queso parmesano o mozarela.

Una rebanada de pan integral tostado con mantequilla de aceite de oliva.

Almuerzo

Ensalada aliñada con aderezo de vinagre balsámico y aceite de oliva.

Un emparedado de dos rebanadas de pan integral y tres a cuatro onzas de pechuga de pollo. Agregue rebanadas de tomate y hojas de lechuga. Recomiendo dejar toda la noche la pechuga de pollo remojándose en aceite de oliva extra virgen y vino tinto o vino de cocinar, luego ásela a la hora del almuerzo (o en la mañana antes de empacar su almuerzo para el trabajo).

Agua embotellada o filtrada con zumo de limón o lima recién exprimido. (Stevia opcional.)

Cena

Ensalada aliñada con aderezo de vinagre balsámico y aceite de oliva.

Pequeña porción de sopa de brócoli.

Corvina horneada (tres a cuatro onzas) rociada con queso parmesano.

Pan integral (mojado en crema de garbanzos).

Vegetales a su elección, al vapor o soasados en aceite de oliva y rociados con queso parmesano.

Un vaso de cuatro onzas de vino tinto o agua filtrada.

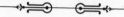

DÍA CUATRO

Desayuno

Cuatro onzas de jugo de fruta recién exprimida o una pequeña porción de fruta.

Agregue una taza de bayas (arándanos, moras o fresas), o melón (sandía, melón blanco o cantalupo) o piña o cualquier otra fruta favorita a cuatro o seis onzas de yogurt natural bajo en grasa o sin grasa.

Una tostada integral con mantequilla de aceite de oliva.

Almuerzo

Arroz integral o marrón y judías (frijoles rojos, negros, blancos, o la alubia que prefiera).

Ensalada verde oscura con verduras, aliñada con vinagre y aceite de oliva.

Agua filtrada o embotellada con zumo de limón o lima recién exprimido.

Cena

Un pedazo pequeño de pizza integral aderezada con vegetales como tomates, cebollas, champiñones y pimentones. Utilice aceite de oliva en lugar de cualquier otro aceite al preparar la pizza. Rocíela con una pequeña cantidad de queso mozarela de leche descremada. (Si come fuera haga que le pongan poco queso a la pizza, y pida que el pan sea delgado.)

Un vaso de cuatro onzas de vino tinto o agua filtrada.

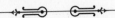

DÍA CINCO

Desayuno

Cuatro onzas de jugo de fruta recién exprimida o una pequeña porción de fruta.

Un tazón de cereal de salvado de avena caliente con nueces o almendras rebanadas y sus bayas preferidas. (Utilice Stevia como edulcorante.) Agregue leche de soya o leche descremada si es necesario.

Almuerzo

Ensalada griega (vegetales verdes con pepinos en rebanadas, aceitunas griegas, queso griego desmenuzado, tomates picados, cebollas finamente cortadas, pimentón en tajadas finas) aliñada con aderezo de vinagre balsámico y aceite de oliva.

Una rebanada de pan integral o pan árabe integral (servida con crema de garbanzos).

Agua filtrada o embotellada con zumo de limón o lima recién exprimido y Stevia para darle sabor.

Cena

Ensalada griega.

Garufa o pescado mahi-mahi asado y servido con arroz integral o marrón y vegetales mezclados al vapor.

Pan integral (mojado en aceite de oliva o crema de garbanzos).

Un vaso de cuatro onzas de vino tinto o agua filtrada.

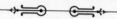

DÍAS SEIS

Desayuno

Cuatro onzas de jugo de fruta recién exprimida o una pequeña porción de fruta.

Una tostada integral con salsa de soya por encima.

Una toronja.

Almuerzo

Sopa de arroz marrón y pollo (hecha con caldo de pollo bajo en sodio, cebollas picadas, una cucharada de aceite de oliva extra virgen, apio picado, perejil picado, sal Celtic y pimentón para darle sabor).

Pan árabe integral.

Agua embotellada o filtrada con zumo de limón o lima recién exprimido y Stevia para darle sabor.

Cena

Ensalada griega.

Pincho con lomo de res de granja extra magra en cubitos y champiñones, cebollas, tomates y cualquier otro vegetal deseado. No use más de tres o cuatro onzas de carne de res. O un lomo de res de granja (de tres o cuatro onzas) acompañado de vegetales asados o al vapor. (Sugiero brócoli al vapor con parmesano.)

Pancito integral.

Un vaso de cuatro onzas de vino tinto o agua filtrada.

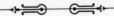

DÍA SIETE

Desayuno

Cuatro onzas de jugo de fruta recién exprimida o una pequeña porción de fruta.

Cereal rico en fibra o granola natural (sin azúcar agregada).

Bayas o frutas a su elección.

Almuerzo

Ensalada de pasta integral (hecha con pasta integral, aceite de oliva, vegetales picados como tomates, pimentones, zanahorias y hierbas picadas).

Agua embotellada o filtrada con zumo de limón o lima recién exprimido y Stevia para dar sabor.

Cena

Ensalada griega.

Guisado de pollo y arroz, o arroz integral (u otro grano) y pollo con vegetales al vapor.

Un vaso de cuatro onzas de vino tinto o agua filtrada.

BIBLIOGRAFÍA

Balch, James, *Prescription for Nutritional Healing*. Avery, Nueva York, 2000.

Barilla, Jean, *The Nutrition Super Book*, volume 2: *The Good Fats and Oils*, Keats Publishing, New Canaan, Conn, 1996.

Barnes, Broda y otros, *Hypothyroidism: The Unsuspected Illness*, Thomas Crowell, Nueva York, 1976.

Blair, S. y otros, «Physical Fitness and All-Cause Mortality: A Prospective Study of Healthy Men and Women». *Journal of the American Medical Association*, 262, 1989, pp. 2395-2401.

Blessitt, Arthur, «How Far Did Jesus and Mary walk?» MACRO-BUTTON HtmlResAnchor www.blessitt.com

Burkitt, D.P., y otros, «Dietary Fiber and Disease», *A journal of the American Medical Association*, 229, 1974, pp. 1068-1074.

Braly, J., *Dr. Braly's Food Allergy and Nutrition Revolution*, Keats, n.d., New Canaan, Conn.

Colbert, Don, *Walking in Divine Health*, Creation House, Lake Mary, 1999.

Coleman, *Today's Handbook of Bible Times and Customs*.

Cooper, Kenneth, *Antioxidant Revolution*, Thomas Nelson, Inc., Nashville, 1994.

Regaining the Power of Youth, Thomas Nelson, Inc., Nashville, 1998.

Curhan, G., y otros, «Prospective Study of Beverage Use and a Risk of Kidney Stones», *American Journal of Epidemiology*, 143:5, 1996, pp. 487-494.

Duke, James, *Herbs of the Bible*, Interweave Press, Loveland, CO, 1999.

Dyerberg, J., y otros, «Fatty Acid Consumption of Plasma Lipids in Greenland Eskimos», *American Journal of Clinical Nutrition*, 28, 1975, pp. 958-966.

Erasmus, Udo, *Fats That Heal, Fats That Kill*, Alive Books, Burnaby, British Columbia, Canadá, 1994.

Gaynor, Mitchell L., y otros, *Dr. Gaynor's Cancer Prevention Program*, Kensington Publishing, Nueva York, 1999.

Gaziano, J.M., y otros, «Moderate Alcohol Intake, Increased Levels of High-Density Lipoprotein and Is Subfractions, and Decreased Risk of Myocardial Infarction», *New England Journal of Medicine*, 329, 1993, pp. 1829-1843.

Globe Communications Corporation, *Healing Foods from the Bible*.

Hu, Frank B, y otros, «A Prospective Study of Egg Consumption and Risk of Cardiovascular Disease in Men and Women», *Journal of the American Medical Association*, 281:15, 1999, pp. 1387-1395.

Hyman, S.E., y otros, «Alcoholism», en *Scientific American Textbook of Medicine*, E. Rubenstein y D. Federman eds. Scientific American, Inc., Nueva York, 1997.

Jarvis, D.C. *Folk Medicine*, 1958.

Jenkins, Nancy, *The Mediterranean Cookbook*, Bantam Books, Nueva York, 1994.

Keys, Ancel, y otros, «The Diet and 15-Year Death Rate in the Seven Countries Study», *American Journal of Epidemiology*, 124, 1986, pp. 903-1015.

Klatsky, A., y otros, «Alcohol and Martality: A Ten Year Kaiser-Permanente Experience», *Annals of Internal Medicine*, 95:2, 1981, pp. 139-145.

Linger, S., y otros, *The Natural Pharmacy*, Prima Publishing, Rockland, Calif., 1999.

Lipschutz, Rabino Yacov, *Kasruth*, Mesorah Publications, Brooklyn, N.Y., 1988.

«Enfermedad de las vacas locas en EE.UU.» CBS News, marzo 26, 2001.

McGinnis, J.M., y otros, «Actual Causes of Death in the United States», *Journal of the American Medical Association*, 270, 1993, pp. 2207-2212.

Mogadam, M., *Every Heart Attack Is Preventable*, Lifeline Press, Washington, 2001.

Murray, Michael y Joseph Pizzorno, *Encyclopedia of Natural Medicine*.

Nathan, Joan, *The Foods of Israel Today*, Random House, Nueva York, 2001.

NIH Technology Assessment Conference Panel, «NIH Panel Estimated Their Failure», *Annals of the Internal Medicine*, 119, 1993, pp. 764-770.

Paulien, Gungher B., Ph.D., *The Divine Philosophy and Science of Health and Healing*, Teach Services, Inc., N.Y., 1995.

Potencial Dangers of Sucralose, The, http//www.mercola.com/2000/dec/3/sucralose_dangers.htm

Puhl, S., y otros, *ACSN Fitness Book*, Human Kinetic, Champaign, 1998.

Quillin, Patrick, *Beating Cancer with Nutrition*, Nutrition Times Press, Inc., Tulsa, OK, 2998.

Reanud, S., y M. de Lorgeril, «Wine, Alcohol, Plateles and the French Paradox for Coronary Disease», *Lancets*, 339, 1992, pp. 1523-1526.

Rimm, E.B., y otros, «Review of Moderate Alcohol Consumption and Reduced Risk of Coronary Heart Disease: Is the Effect Due to Beer, Wine, or Spirits?» *British Medical Journal*, 312, 1996, pp. 731-736.

Ronzio, Robert A. *The Encyclopedia of Nutrition and Good Health*, Facts on File, Inc., Nueva York, 1997.

Russell, Rex, *What the Bible Says About Healthy Living*, Regal Books, Ventura, CA, 1996.

Schlosser, Eric, *Fast Food Nation*, Houghton Mifflin Co., Nueva York, 2001.

Shulman, Martha, *Mediterranean Light*, Harper-Collins, Nueva York, 1989.

Steinberg, D., «Antioxidants and the Prevention of Human Atherosclerosis», *Circulation*, 85, 1996, pp. 2338-2344.

Swenson, Allan, *Plants of the Bible*, Carol Publishing Group, Nueva York, 1994.

Walker, G.B., D.P. Burkitt, y otros, «Dietary Fiber and Disease», *Journal of the American Medical Association*, 229, 1973, pp. 1068-1074.

Washington Post, abril 13, 2001.

Weisse, M., y otros, «Wine Is a Digestive Aid: Comparative Antimicrobial Effects of Bismuth Salicylate in Red and White Wine», *British Medical Journal*, 311, 1995, pp. 1457-1460.

Wight, Fred, *Manners and Customs of Bible Lands*, Moody Press, Chicago, IL, 1980.

Whitten, David, y otros, *To Your Health*, Harper-Collins Publishers, Nueva York, 1994.

ACERCA DEL AUTOR

EL DR. DON COLBERT, MÉDICO DESDE 1987, ES autor de éxitos de librería como *Walking in Divine Health*, la serie de folletos *La cura bíblica*, y *What You Don't Know May Be Killing You*. Él escribe columnas mensuales para la revista *Charisma* y la revista de Joyce Meyer, *Partners*. El Dr. Colbert desarrolló su propia línea de vitaminas, Divine Health Nutritional Products, y presenta un programa nacional de entrevistas titulado *Your Health Matters* con su esposa Mary. Habla con regularidad en seminarios nacionales sobre temas como «Viva en la salud divina» y «Los siete pilares de la salud». Reside en el área de Orlando, Florida.

USTED PUEDE CONTACTAR AL DR. COLBERT EN:

www.drcolbert.com

o llamando al

(407) 331-7007

Si usted no ha conocido a mi mejor amigo, Jesús, me gustaría tomar esta oportunidad para presentárselo. Es muy sencillo.

Si usted está listo para dejar que Jesús entre en su corazón y que se convierta en su mejor amigo, sólo incline la cabeza y ore con sinceridad esta oración desde su corazón:

Señor Jesús, quiero conocerte como mi Salvador y Señor. Creo que tú eres el Hijo de Dios, y que moriste por mis pecados. También creo que fuiste resucitado de los muertos y ahora estás sentado a la derecha del Padre, y oras por mí. Te pido que perdones todos mis pecados y cambies mi corazón para que pueda ser tu hijo y vivir contigo eternamente. Gracias por tu paz. Ayúdame a caminar contigo para que pueda conocerte como mi mejor amigo y mi Señor.

Amén

Si usted hizo esta oración nos alegramos con su decisión y su nueva relación con Jesús. Por favor, póngase en contacto con una iglesia local en su ciudad y asista a ella regularmente. Comience leyendo a diario la Biblia, e inicie su lectura con el Evangelio de Mateo.

NOTAS

Introducción

1. Dr. Gunther B. Paulien, *The Divine Philosophy and Science of Health and Healing*, Teach Services, Inc, Brushton, N.Y., 1995, 202.
2. Eric Schlosser, *Fast Food Nation*, Houghton Mifflin Co., Nueva York, 2001, 6.
3. Elizabeth Gleick, «La tierra de la grasa», *Time International Edition*, 25 de octubre de 1999, 242.

Capítulo 1

1. Andew Barry, «Huela: ¿Por qué los sabores y las fragancias internacionales son ahora tentadores?», *Barrons*, 20 de julio de 1998.
2. Patrick Quillin, *Beating Cancer with Nutrition*, Nutrition Times Press Inc., Tulsa, Oka., 1998.
3. Gleick, «La tierra de la grasa».
4. Según el Ministerio Japonés de Educación.
5. Robert A. Ronzio, *The Encyclopedia of Nutrition and Good Health*, Facts on File, Inc., Nueva York, 1997, 34.
6. Dr. Joseph M. Merdcola, Peligros potenciales de la sacarosa. www.mercola.com/2000/dec/3/sucralose_dangers.htm.

7. Michael Murray y Joseph Pizzorno, *Encyclopedia of Natural*, Prima Health, Rocklin, Calif., 1998.

Capítulo 2

1. Joan Nathan, *The Foods of Israel Today*, Random House, Nueva York, 2001.
2. Para más información, ver William Coleman, *Today's Handbook of Bible Times and Customs*, Minneapolis, Minn., 1984.
3. Globe Communications Corporation, *Healing Foods from the Bible*, American Media Mini Mags, Boca Raton, Fla., 2001, 85.
4. Nathan, *The Foods of Israel Today*.
5. Rex Russell, *What the Bible Says About Healthy Living*, Regal Books, Ventura, Calif., 1996.
6. Udo Erasmus, *Fats That Heal, Fats That Kill*, Alive Books, Burnaby, British Columbia, Canadá, 1994.
7. Mitchell L. Gaynor y otros, *Dr. Gaynor's Cancer Prevention Program*, Kensington Publishing, Nueva York, 1999.

Capítulo 3

1. Rabino Yacov Lipschutz, *Kashruth*, Mesorah Publications, Brooklyn, N.Y., 1988.
2. Ronzio, *The Encyclopedia of Nutrition and Good Health*.
3. J. Dyerberg y otros, «Composición de ácidos grasos en el plasma de lípidos en esquimales de Groenlandia», *American Journal of Clinical Nutrition*, 28, 1975, 958-966.
4. Erasmus, *Fats That Heal, Fats That Kil*.
5. Don Colbert, *Walking in Divine Health*, Creation House, Lake Mary, FL., 1999.

Capítulo 4

1. Véase «Enfermedad de las vacas locas en los EE.UU.», Noticias CBS, 26 de marzo de 2001.

2. Eric Schlosser, *Fast Food Nation*, Houghton Mifflin Co., Nueva York, 2001.
3. *Washington Post*, 13 de abril de 2001.
4. Lipschutz, *Kashruth*.
5. Véase www.msnbc.com/news
6. Lipschutz, *Kashruth*.
7. Marc Linder, «Di a mi empleador un pollo que no tenía hueso: Corresponsabilidad empresa-estado por línea de velocidad y heridas ocupacionales relacionadas», *Case Western Reserve Law Review*, 46, 1, otoño de 1995.
8. Frank B. Hu y otros, «Un estudio en perspectiva del consumo de huevo y el riesgo de enfermedades cardiovasculares en hombres y mujeres», *Journal of the American Medical Association*, 15, 1999, pp. 1387-1395.

Capítulo 5

1. Fred Wight, *Manners and Customs of Bible Lands*, Moody Press, Chicago, 1980.
2. Gaynor, *Programa del Dr. Gaynor de prevención del cáncer*.

Capítulo 6

1. S. Linger y otros, *La Farmacia Natural*, Prima Publishing, Rockland, California, 1999.
2. J.J. Michnovicz y otros, «Provocación del metabolismo estradiol en humanos por medio del indole-3-carbinol», *Journal of the National Cancer Institute*, 82, 1990, pp. 947-949.
3. D.P. Burkitt y otros, «Fibra dietética y enfermedad», *Journal of the American Medical Association*, 229, 1974, pp. 1068-1074.

Capítulo 7

1. Ronzio, *The Encyclopedia of Nutrition and Good Health*.
2. Nancy Jenkins, *The Mediterranean Cookbook*, Bantam Books, Nueva York, 1994.

3. Erasmo, *Fats That Heal, Fats That Kill*.

4. Nathan, *The Foods of Israel Today*.

5. D. Steinberg, «Los antioxidantes y la prevención de arterosclerosis humana», *Circulation*, 85, 1996, pp. 2338-2344.

6. Ancel Keys y otros, «La dieta y quince años de porcentaje de muertes en el estudio de los siete países», *American Journal of Epidemiology*, 124:6, 1986, pp. 903-915.

7. Paulien, *Divine Philosophy and Science of Health and Healing*.

8. James y Phyllis Balch, *Prescription for Nutritional Healing*, Avery, Nueva York, 2000.

9. Allen Swenson, *Plants of the Bible*, Carol Publishing, Nueva York, 1994.

Capítulo 8

1. David Whitten y otros, *To Your Health*, Harper-Collins Publishers, Nueva York, 1994.

2. S. Renaud y M. De Lorgeril, «Vino, alcohol, plaquetas y la paradoja francesa para el mal coronario», *Lancet*, 339, 1992, pp. 1523-1526.

3. J.M. Gaziano y otros, «Consumo moderado de alcohol, mayores niveles de lipoproteína de alta densidad y sus subfracciones, y disminución del riesgo del infarto miocardial», *New England Journal of Medicine*, 329, 1993, pp. 1829-1843.

4. A. Klatsky y otros, «Alcohol y mortalidad: Una experiencia káiser permanente de diez años», *Annal of Internal Medicina*, 95:2, 1981, pp. 139-145.

5. Mark Hlatkymdetal, «Correlación clínica de los costos de largo plazo en operaciones coronarias de by-pass y angioplastías coronarias», *American Heart Journal*, 138:2, 1999, pp. 376-383.

6. Harlan Krumholz y otros, «Correlación clínica de costos de hospitalización por infarto grave del miocardio en pacientes de más de sesenta y cinco años de edad» *American Heart Journal*, 135:3, 1998, pp. 523-531.

7. M. Weisse y otros, «El vino como ayuda digestiva: Efectos antimicrobianos comparados del salicilato de bismuto en

vinos tintos y blancos», *New England Journal of Medicine*, 311, 1995, pp. 1457-1460.

8. G. Curhan y otros, «Estudio en perspectiva del uso de bebidas y el riesgo de cálculos renales», *American Journal of Epidemiology*, 143:5, 1996, pp. 487-494.

9. E.B. Rimm y otros, «Estudio del consumo moderado de alcohol y el riesgo reducido de enfermedades cardíacas coronarias: Se debe a la cerveza, el vino, o bebidas alcohólicas», *New England Journal of Medicine*, 312, 1996, pp. 731-736.

10. Whitten y otros, *To Your Health*.

11. J.M. McGinnis y otros, «Causas verdaderas de muertes en EE.UU.», *Journal of the American Medical Association*, 270, 1993, pp. 2207-2212.

12. Whitten y otros, *To Your Health*.

13. S.E. Hyman y otros, «Alcoholismo», en *Scientific American Textbook of Medicine*, Ed. E. Rubenstein y D. Federman, Scientific American, Inc., Nueva York, 1997, pp. 1-14.

Capítulo 9

1. Fred Wight, *Manners and Customs of Bible Lands*.

2. Balch, *Prescription for Nutritional Healing*.

3. Linger, *The Natural Pharmacy*, Prima Publishing, California, 1999.

4. Gaynor, *Gaynor's Cancer Prevention Program*.

5. James Duke, *Herbs of the Bible*, Interweave Press, Loveland, Col., 1999.

6. *Ibíd*

7. Swenson, *Plants*.

8. D.C. Jarvis, *Folk Medicine*, 1958.

Capítulo 10

1. Arthur Blessitt, «Cuán lejos caminaron Jesús y María», www.blessitt.com.

2. M. Mogadam, *Every Heart Attack Is Preventable*, Lifeline Press, Washington, 2001.

3. S. Blair y otros, «Bienestar físico y toda clase de mortalidad: Estudio en perspectiva de salud en hombres y mujeres», *Journal of the American Medical Association*, 262, 1989, pp. 2395-2401.

4. Susan Puhl y otros, ACSM *Fitness Book*, Human Kinetic, Champaign, IL, 1998.

5. K. Cooper, *Regaining the Power of Youth*, Thomas Nelson Inc., Nashville, 1998.

6. *Ibíd.*

7. K. Cooper, *Antioxidant Revolution*.

8. P.D. Thompson, «Complicaciones cardiovasculares de la actividad física exagerada», *Arch Intern Med*, 156, 1996, pp. 2297-2302.

9. Blair, «Bienestar físico».

Capítulo 11

1. NIH Technology Assessment Conference Panel, «El panel del NIH calcula su falla», *Annal of Internal Medicine*, 119, 1993, pp. 764-770.

2. Broda Barnes y otros, *Hypothyroidism: The Unsuspected Illness*, Thomas Crowell, Nueva York, 1976.

3. J. Braly, *Dr. Braly's Food Allergy and Nutrition Revolution*, Keats, New Canaan, Conn., 1992.

Capítulo 12

1. Keys y otros, «La dieta y el estudio de quince años sobre la tasa de mortalidad en los siete países».

2. Jenkins, *The Mediterranean Cookbook*.

Capítulo 13

1. Martha Shulman, *Mediterranean Light*, Harper-Collins, Nueva York, 1989.

Otros títulos acerca _____ de la **Salud**

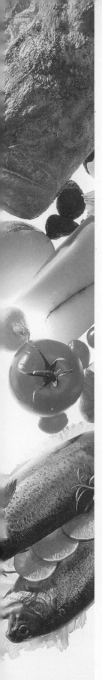

Este libro es el producto de diez años de estudio, observación y de acumulación de experiencias sobre aspectos prácticos del ayuno en las áreas médica, de la nutrición y psicológica. Pero también en el área ministerial han sido años de aprendizaje sobre aspectos importantes del ayuno bíblico: Como arma de guerra espiritual, como instrumento de sanidad y restauración, y como factor de crecimiento y multiplicación de primer orden.
0881136565

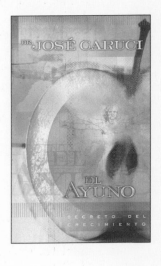

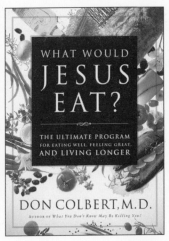

¿Qué si existiera un «manual del usuario» para el cuerpo humano escrito por el fabricante original? Bueno, aquí lo tiene: la primera dieta basada en las enseñanzas de Dios y el ejemplo de Jesús. En ¿Qué comería Jesús?, el reconocido autor Dr. Con Colbert confirma: «Hay pruebas médicas. Si comemos como Jesús comía, seremos más saludables».
0785265678 (en inglés)

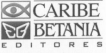

CARIBE BETANIA EDITORES

caribebetania.com